整形 **美容** 科普系列丛书

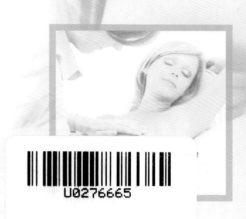

U0276665

胸部整形
必须知道的66个问题

主 编　刘天一

编写者（按姓氏笔画排序）

卢勇舟　刘天一　朱晶晶　毕　波　纪丽娜

杨 平　杨清建　吴心愿　陈　亮　周轶群

秦登科　贾传龙　钱郭嫔　郭　妤

绘 图　卢佳士

复旦大學 出版社

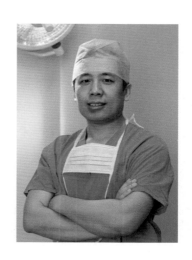

主编简介

刘天一，复旦大学附属华东医院整形美容科主任，主任医师，教授，硕士生导师，医学博士，美国哈佛大学、德国弗莱堡大学及日本东京大学整形外科访问教授。"上海市卫生系统跨世纪百名优秀学科带头人"，复旦大学皮肤再生医学研究所副所长，曾先后主持及参加国家自然科学基金、国家重点基础研究发展计划（"973"计划）、国家高技术研究发展计划（"863"计划）、上海市科委"重中之重"重点学科资助项目，以及上海市卫生局项目等10余项科研项目。发表SCI收录论文20余篇，国内核心期刊论文80余篇，获国家专利30余项。兼任中华医学会医学美学美容分会青年委员、中国医师协会美容整形医师分会眼整形专业委员、中国整形美容协会鼻整形分会常务委员、中国整形美容协会瘢痕医学分会委员、中国研究型医院整形美容分会委员、中国修复重建外科学会委员、海峡两岸医药卫生交流协会海西乳腺微创美容外科专家委员会委员、上海市医学美学美容分会委员、上海市中西医结合学会美容医学分会委员。获得"2015新氧亚太区最受欢迎公立医院胸部整形医师奖"、"2016新氧亚太区最受欢迎胸部整形医师奖"、

"2016第13届中华医学美学美容中青年医师论坛二等奖"、"上海市康复医学科技奖二等奖",以及"上海市医务工会科技创新发明之星"等荣誉称号,多次参加国际学术会议并作大会发言,带教研究生先后获得"国家奖学金"及"上海市优秀毕业生"等荣誉。

刘天一主任洞悉各种手术方法的优缺点并结合求美者的不同诉求和外貌特点制订个性化方案,获得求美者广泛好评,成为"好大夫"、"新氧"等著名医学网站的首推专家。他擅长各种美容手术,尤其以眼整形、乳房整形、鼻整形,以及注射微整形和脂肪移植四大体系为主要特色。对微创双眼皮、上眼皮肤松弛下垂、失败双眼皮修复有独到见解,无痕眼袋切除术具有独创的经验和技巧,满意率高达100%。主张个体化鼻整形,通过对鼻软骨重排加硅胶或膨体等假体植入,或者选取自体肋软骨,综合进行鼻尖和鼻体整形,可以有效塑造立体清晰的鼻轮廓。擅长双平面内镜隆胸、乳房再造、巨乳整形、乳房上提。他做的乳房美容手术一直位于"新氧"APP胸部项目最受欢迎的位置。同时,对全身吸脂减肥、高成活率的自体脂肪干细胞移植、各种注射材料的综合应用,以及各种面部年轻化手术也具有丰富的临床经验。

在整形外科方面,以显微外科器官再造和组织缺损修复为特长,手术风格追求精益求精,细腻干净。在皮肤软组织缺损及眼、耳、鼻、唇、手等修复重建方面具有很深造诣,擅长皮肤恶性肿瘤大面积切除后的组织修复、乳房的整形美容修复、面部皮肤提紧,同时对下颌角肥大、颧骨肥大、颏截骨成形术、唇腭裂及唇裂二期鼻畸形整复有深入研究。

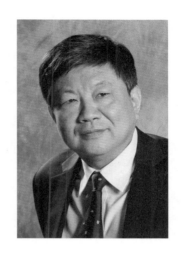

序 一

在解决温饱问题、基本富裕问题以后，人们对自身关注的焦点已经开始集中到如何让自己获得更好的形象，如何维持年轻的状态。年轻美丽的外表有利于提高与人交往时的自信心，扩大社交的圈子，更好地体现自身的社会价值。

虽然化妆、皮肤保养等生活美容在很长一段时间内是人们获得美丽的主要手段。但是，随着整形美容外科学的进步、美容医疗手段的多样化、国际交流程度日益扩大，尤其是新材料和新仪器的开发和应用，人们已经不再满足于原来有限的改变，越来越多的人会选择通过手术等方式进行医学美容，甚至有很多人出国进行美容手术，通过一个安全有效的方式获得美丽年轻的容颜好像已经成为"唾手可得"的事情。

然而，医学美容手术毕竟是医疗行为，整形美容手术的风险是客观存在的。即便是小到注射肉毒素、激光点痣等微小损伤的操作，都有一定程度的并发症发生率，更不要说是大型的整形手术。详细了解各种手术的基本原理和方法，以及手术前后的注意事项、可能的并发症等各方面的基本知识，无疑更有利于医生和患者共同参与手术治疗，也更有利于保证手术的成功率。

基于此目的，刘天一主任及其团队按着不同的美容整形项目，分门别类地归纳总结了求美者最感兴趣的问题，让求美者对手术设计、手术的基本方法和特点、手术后护理知识等方面有一个相对全面的、理性的认识，找到最适合自己的变美方式，在变美的同时又不失个性。本套丛书语言浅显易懂，图文并茂，提纲挈领，易于阅读。相信求美者或者初入整形领域的年轻医生在仔细阅读后一定能够得到对美容整形更深入的认识。

因此，我热情地向你们推荐这套精美的著作！

曹谊林

国家"973"首席科学家

"长江学者"特聘教授

国家组织工程中心主任

中国医学科学院北京整形外科医院院长

上海交通大学医学院附属第九人民医院副院长、整形外科主任

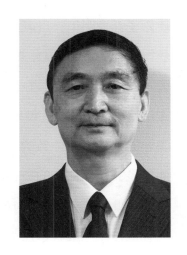

序 二

人类对美的追求是社会进步的象征。

但什么是美？什么是美的标准？美的意义何在？用什么方法实现美？这一系列问题，亟需有识之士正面引导、宣传、普及和教育。刘天一主任以一个教授、博士学者的身份，化繁为简、深入浅出、用朴素浅显的语言将纷繁复杂的美学和医疗美容科学技术以系列丛书的形式答疑解惑，将身体各部位和注射微整形等美容问题细分详解，告诉求美者，善莫大焉，这将在整形美容领域抹下浓重的一笔。

美具有无穷的魅力和价值。美对一个人、一个民族、一个国家的精神作用是无可估量的。客观地说，医疗美容历史并不太长，纯属为美而做的真正意义上的医学美容，直到110多年前才问世。这和人类飞机上天的历史时间差不多，比原子弹发明早一点点。始于西方的20世纪初叶的医疗美容获得极大的人文动力，她传播、扩散、滚动发展于整个世界，无论在西方和东方，在大洋的东岸还是西岸，医疗美容迅速走进百姓的生活里。特别是20世纪90年代后，全球每年医疗美容的人数以两位数的级别增加，在中国更是成倍增长。显而易见，在全社会的美容浪潮中，出现一些偏见和杂音是正常的。此时需要的是顺应医疗美容的发展趋势，释怀误解，准确宣传医疗美容，让美的真谛、美的科学进入并根植百姓心中。刘天一主任和他的团队当此之时，自觉担当起医疗美容科普的重任，系统地传播医疗美容知识，实在是难能可贵。

自然是美的，人类是美的。人类美的个体差异时空造就了五彩斑斓的社会。但是，青春更美、更靓丽、更充满朝气。医疗美容就是在一定程度上追求青春的美，完善青春的美，为青春的美锦上添花，返老还童，延缓衰老，延缓健康生命意义上的青春美。但医学美的标准是有争论的。笔者认为，医学美定义实质是线条流畅、几何图形规律、比例适当、色彩匹配与神态和善的总和。美善和丑恶是相对的，没有绝对的美。对于每一个爱美之男女，如何定义自身美，明确要改变什么，明确要达到一个什么样美的程度是重要的。当你经过一个医学美的过程，再塑的结果显现在镜子里的时候，你是否满意呢？如何评价？实践中，这方面的争论是较多的。

认知不一，求美者审美标准不确定，对手术后恢复过程认识不足，常易产生迷茫和困惑的心理。这套科普系列丛书，会给这些求美者一些启迪和帮助。

普及美学教育，也要研究对美的结果评价。对美的评价是一个医学、美学和哲学问题，史上研究很多。一般地说，对美的评价大致分为3个层次：个人的主观评价、群体的综合评价、社会的综合客观评价。个人的表达意见基本上是主观的，个人喜好，偏差较大，但又必须充分尊重。一个人对美的需求认识必须美容前后一致，想象一致。群体的表达往往是医疗机构集体的意见，具有很大的客观性和普遍性，常是行业的标准。社会评价，如历史上对西施、杨贵妃、王昭君等美女名人的认可，是社会性长期形成的公认意见，带有一定的艺术想象性。所以，对美的个人评价必须进行引导和普及，让每个求美者明白，美的追求目的必须明确，使用的医学方法必须可行。医疗美容是一个生物活体的修复过程，需要时间，个体的基础和差异使美容的结果有明显的不同。各类明星和代言人美化后的形象与实际容颜差距甚大，不可轻信，更难以作为范例崇拜和模仿。"美如画中人"只是一种美妙的幻想，医疗美容不是万能的，只是锦上添花，是有限度的，也可能有副作用。现实中，不实、夸大、虚幻宣传时有发生，一定要学会鉴别，尊重科学。美首先是安全、健康，然后才是锦上添花。美没有什么捷径，求美者与美容医护工作人员应共同携手，创建一个和谐的美容市场。

这套系列科普丛书不仅是一个美容科学知识的宝库，也给求美者一把尺子，明确美与美容的标准，还能帮助求美者鉴别真伪，探讨美容的正确方法和途径。

应作者之邀，写了以上的话，权作对此系列科普著作问世的衷心祝贺。

朱志祥

深圳源美医疗美容门诊部院长

教授

前　言

　　在每天繁忙的美容咨询过程中，求美者提出的问题可谓五花八门，但是归纳起来无外乎有几部分："该不该做？""该怎么做？""该如何保证安全？"等等。我在详细回答这些问题的时候，头脑中时常会蹦出一个想法：应该编撰一本详细而全面的美容科普读物，里面包括了所有求美者感兴趣的问题，在仔细阅读后就会对整形美容具备一个正确的认识，避免误入歧途，酿成苦果。这就是我牵头编写这套系列书籍的出发点。所幸，在许多老师、朋友和求美者的帮助下，经过所有编者的辛勤努力，终于付梓成书。

　　近年来，最直接和有效解决人体美的学科——整形美容外科，得到了飞跃式的发展。"韩式美容""人造美女""磨骨""肉毒素""瘦脸""微整形"这些都已经成为热词而广为传播，人们对美容整形的态度从20年前的排斥歧视到现在分享整容经验，已经有了根本性的转变。相信不久的将来，人们呼朋引伴共同去整容的做法也会蔚然成风。但是，我们一定要清醒地意识到，作为医学三级学科，整形美容的产生、发展、治疗原则、方法、术后处理等各个方面，都是依照医学发展的模式而进行的。如果忽视这些基础，盲目地追求市场化和利益最大化，过分地夸大效果或有意隐讳并发症，必将使学科发展偏离轨道，对求美者造成不良的后果。我们也必须承认，美容外科来源于整形外科，而整形外科作为一个交叉性的边缘学科，它与烧伤外科、眼科、耳鼻咽喉科、皮肤科、普外科、泌尿外科等学科都有非常紧密的联系。经过两次世界大战，整形外科开始逐步完善和壮大。近30年来，美容外科在整形外科领域内取得了更快的发展，明白了这些逻辑关系，有利于我们梳理和理解美容外科的学科地位和特点，明确美容外科确实属于医学的一个分支学科，更有利于我们正确选择美容的方法和了解其中的风险。

同任何其他医学学科一样，美容外科有自己的选择标准、治疗原则、手术特点、注意事项、手术风险等。作为一个美容外科医生，不但自己要通过刻苦学习、努力钻研以熟悉这些内容，掌握高超的技术本领来完成手术操作。而且，还要广泛传播正确的求美方式，帮助求美者树立正确的美容动机和审美标准。在日常临床工作中，我们见到了太多求美者，他们的要求或者严重脱离实际，或者缺乏基本的美学鉴赏力，或者对自身没有客观的认识，人云亦云，或者特别执拗于自己的所谓美学参数，还有非常多的求美者盲目相信广告吹嘘的效果。由此他们都选择或者接受了不恰当的或者反复多次的不良手术，造成并不完美的效果，有的甚至造成"毁容"。从这个意义上来说，为了学科的健康发展，为了广大求美者真正能够享受到"美容"所带来的快乐愉悦和自我满足，医学工作者做好科普宣教的工作义不容辞！

在我近20年整形美容外科从业的过程中，随着技术的提高、案例的增多，对美的认识也不断深入，越来越感觉自然的、合适的、个性化的、符合自己气质的、形神合一的术后效果才是最美的。为了达到这个目的，医生固然会精雕细琢、精益求精，而求美者亦应清晰认识每种美容手术的优缺点、预期的理想效果，以及手术前后的注意事项，并且要密切配合医生，这样才能够最大限度地保证美容治疗的成功率。相信您仔细阅读本书后，能够在这方面获取相关的知识。

感谢在本书撰写和出版过程中给予大力帮助的所有朋友，尤其是感谢曹谊林教授和朱志祥教授百忙之中仔细阅读书稿，甄别校正错误，并亲自为本书作序。

由于科普书籍编写的经验和能力有限，书中难免存在欠缺和不足，敬请各位亲爱的读者给予批评和指正！

刘天一

目　录

第一章　隆乳整形必须知道的问题

11

第二章　巨乳及乳房下垂整形必须知道的问题

第三章　乳房再造、乳房畸形及副乳整形必须知道的问题

01

第一章

隆乳整形必须知道的问题

- 任何人都可以做隆乳整形吗？
- 任何乳房都能够通过隆乳整形而变得完美吗？
- 隆乳术前需要做哪些准备工作？
- 隆乳整形有哪些方法？
- 假体隆胸用的是什么材料？
- 假体隆胸有几种手术切口？各有什么优缺点？
- 假体隆胸一段时间后需要更换材料吗？
- 异体材料注射隆乳有何危害？取出后可以再次手术隆乳吗？
- 利用自身脂肪移植隆胸效果好吗？有哪些优缺点？
- 乳房有些下垂可以通过隆胸来提升吗？

- 隆乳手术后效果不满意还可以调整吗？
- 隆乳手术后对乳头、乳晕有什么影响？
- 隆乳手术后可以生小孩吗？可以喂奶吗？
- 手术隆乳瘢痕严重吗？
- 手术一定要住院吗？要住几天？要做全身麻醉吗？
- 隆乳整形后乳房的软硬度怎么样？如何做到手感好？
- 隆乳整形可能产生哪些术后反应？
- 隆乳术后乳腺癌发病率会增高吗？

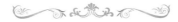

① 任何人都可以做隆乳整形吗？

随着社会进步、思想解放、人们自我意识的提高，越来越多的女性开始重视自身躯体的完美性，尤其是对于最能够体现女性美的身体结构——乳房。因此，能够塑造人体完美胸型的隆乳整形越来越受到女性求美者的追捧。那么，是不是任何人都可以做隆乳整形呢？

从理论上讲，凡是18岁以后身体发育完整的女孩子都可以进行隆乳整形手术，特别是对于生理性乳腺发育不良（扁平胸）、哺乳后乳腺萎缩松弛下垂、乳腺手术后乳房畸形或者部分缺如、先天性胸部畸形者，美胸的效果非常明显。还有那些生活中自我感觉乳房太小、分娩后乳房变小并失去弹性、减肥后乳房的大小和形态改变、两侧乳房不对称者，都可以通过隆胸手术来作相应的调整。

但是存在以下情况的，我们建议避免隆胸手术：①心理准备不足者；②乳房组织有炎症或手术切口附近有皮肤炎症者；③患有精神分裂症或精神异常者；④心、肝、肾等重要脏器有病变者；⑤患有免疫系统或造血系统疾病者；⑥乳房癌术后复发或有转移倾向者，以及在面诊时医生经过详细检查确认不适合手术的情况。

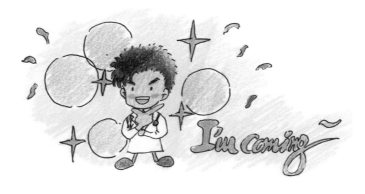

❷ 任何乳房都能够通过隆乳整形而变得完美吗？

一对丰满挺拔的乳房是女人自信的资本，也是展示女性魅力的重要特征。所以，隆胸是最受爱美人士欢迎的项目之一，但并不是任何乳房都能通过隆胸而变得完美。能否做隆胸？能够做成什么样的乳房？先决条件是自身的基础。应该说，绝大多数隆胸都会获得良好的结果，但是某些情况确实无法通过隆胸达到目的。

先决条件是自身的基础；隆胸术后的最终形态是自身乳房和假体体积形态叠加后产生的整体效果。

乳房变大是隆乳整形的最基本诉求之一。但是，一定要清楚：隆胸术后的最终形态是自身乳房和假体体积形态叠加后产生的整体效果。置入乳房假体的大小将受到现存乳房组织特征的限制，皮肤弹性或现存乳房组织的体积都可能阻碍乳房过度扩大。一般来说，胸围越大、弹性越好、乳房软组织越多，可置入的假体就越大；反之则否。而假体置入的位置也对假体的大小有决定性作用。如果在胸大肌的下面，假体可以选择稍微大一点；如果在胸大肌的浅层，则不能置入太大假体。

手感好是隆乳的另一个基本诉求，并不是任何小乳房放入假体后都会获得逼真的手感。如果乳腺、脂肪、胸大肌等软组织过于薄弱，则可能产生包膜挛缩，轮廓过于清晰，或者乳房张力过大，摸起来比较生硬紧张。如果上述的条件都非常好，那么置入合适大小的假体后手感和轮廓就会好得多。

因此，并不是任何乳房都能通过隆乳整形而变得完美；

乳房也不是越大越美，最重要的应该是使乳房的大小和形态与自身体型相协调。因此，应避免不切实际的奢望，并与乳房整形医生充分沟通，选择合适的假体和手术方法。

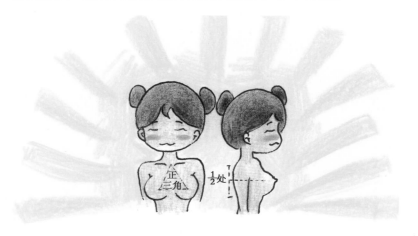

③ 隆乳术前需要做哪些准备工作？

手术前一定要有正确的认知：隆胸的目的是改善胸部轮廓曲线、解决形体美、增加自信心，但不一定能够解决其他社会性的问题，比如改善和丈夫或恋人间的关系、挽救行将破裂的婚姻、找到理想的职业等。此外，在手术前还要做好以下准备工作。

隆乳术前准备

（1）选择正规专业可信赖的医院，与主刀医生进行面对面充分交流，就手术效果、手术方案及并发症、术后注意事项等问题进行详细沟通，做到心里有数。

（2）术前进行血常规、出凝血时间、血型及传染病等血液检查，以及胸片、心电图等呼吸及循环系统检查等。

（3）术前两周停止吸烟和饮酒，停用含有阿司匹林和维生素E的药物。

（4）术前详细告知医生自身的严重疾病、药物过敏史、遗传病史，以及瘢痕增生倾向等体质或既往病史。

（5）避开月经期、妊娠期、哺乳期。

（6）术前一周应保证充分休息和睡眠。

（7）术前12小时禁止饮食，6小时禁止饮水。

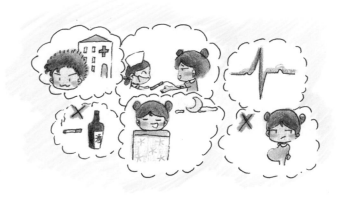

④ 隆乳整形有哪些方法？

目前较为安全和常用的方法大致有两种：假体隆胸和自体脂肪移植隆胸。两种方法各有优缺点，所以选择一款适合自己的方法尤为重要。

假体隆胸术： 是通过隐蔽切口置入质量优良、大小适合的乳房假体，以增加乳房体积、调整乳房外形和对称性的方法。由于重力作用，假体置入后具有自然下垂的趋势，使乳房形态自然，而且摸起来的感觉和人体组织相似，不易让人触摸到边缘或皱褶，有果冻与皮肤合为一体的感觉。这种方法适用于：①具有一定软组织厚度的绝大多数小乳症或者乳房轻度下垂的求美者；②做过胸大肌下隆乳失败，而欲重做的求美者；③做过传统硅胶隆乳的求美者；④做过盐水袋隆乳，但对水袋的触感或皱褶不满意的求美者；⑤乳腺癌乳房缺失的人。

自体脂肪隆胸术： 利用组织移植技术将脂肪堆积部位的脂肪抽取出来移植到胸部的一种隆胸术。这种方法不但能雕塑苗条身材，还能创造完美胸型。与假体隆胸术相比较，疼痛度低，且恢复快。但脂肪有一定的吸收率，且可能形成硬结，欲达到完美效果一般需要多次操作，脂肪量不足的女性无法适用。这种方法适用于：①身体较肥胖、乳腺发育不良的求美者；②乳房轻度下垂、外扩、左右大小不一，需局部塑型的求美者；③因生产、哺乳造成萎缩变形的求美者；④有抽脂塑身需求，并希望同时隆胸的求美者；⑤对假体隆胸心里有排斥，一定要坚持用自体组织的求美者。

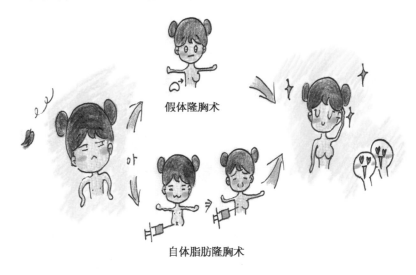

假体隆胸术

自体脂肪隆胸术

❺ 假体隆胸用的是什么材料？

假体隆胸材料种类繁多，分类各异。按其内容物的不同，可分为硅凝胶充填型和生理盐水充注型等；按其使用方法，可分为注入型和置入型。一般，硅凝胶充填型为置入型，生理盐水充注型为注入型。目前，临床使用最多、最普遍的是硅凝胶填充型假体。一般是采用硅胶弹性体外壳填充医用液态硅凝胶，通常是高纯度的二甲硅氧烷的特殊多聚体，这是医学中引起生物反应最小的材料之一。这种假体从20世纪70年代起就已广泛应用于美容性隆胸，由于其分子量较大，呈胶冻状，故手感接近人体正常组织。不管怎么捏，硅凝胶假体依然保持原来的形状，隆胸后不仅手感自然，形状保持也会很好。

　　研究发现，硅凝胶假体在与体液、各种阴阳离子和有机物质的长期接触过程中，都能保持原来的弹性及柔软度，不会变硬、变脆，不被腐蚀、代谢、吸收、分解，是目前国际公认的理想隆胸假体材料。实验发现，即便用尖刀刺破假体外膜，硅凝胶由于具有高强度的记忆特性，也不会四处流散，保证了其良好的聚集特点。在包膜完整的情况下，一辆卡车压过假体的一半后，它也不变形，因此置入人体后其安全性非常好。

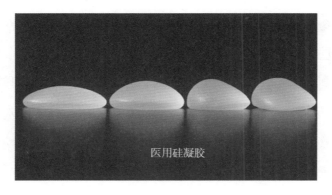

医用硅凝胶

⑥ 假体隆胸有几种手术切口？各有什么优缺点？

隆胸手术让世界各地为胸部扁平而苦恼的女性有了希望，随着手术安全性能越来越专业，无数女性求美者心向往之。由于手术切口是隆胸手术唯一留下瘢痕的地方，因此很多女性对此非常在意，也是整形医生最关心的内容之一。目前，临床上最常选择的切口有以下3种。应该说各有优缺点，需要根据求美者自身客观条件和主观要求来综合确定。

（1）腋窝切口：从腋窝皱襞进入，分离一个隧道到达乳房假体放置区域。腋窝切口一般都平行于腋窝皮肤皱褶，切口长度因不同种类的乳房假体和体积而异，长度一般为4~6 cm。医生一般会沿切口将深层组织剥离到胸大肌下面，进而向内下到达假体置入的位置。因此，剥离的区域相对较大。

优点 位置较为隐蔽，愈后瘢痕不明显；适用人群范围较广。

缺点 从切口到置入假体区域需要剥离的范围较大，故损伤大、出血多、恢复慢、假体移位的可能性大。为防止假体移位，术后需要用绷带固定一段时间，且胳膊活动也会牵拉受限。

（2）乳晕切口：切口位置在乳晕深色皮肤与浅色皮肤交界处，或者横跨乳头，或者越过乳头边缘。选择这个部位做切口时，医生在乳晕边缘(多为乳晕下方)作一弧形长为3~5 cm切口。如果乳晕偏小，医生可能会在乳晕旁加做皮肤切口，以保证术中顺利地将假体置入胸大肌下面。完成切口后，医生会垂直向下分离乳腺和胸大肌，在胸大肌后面形成腔隙后放入假体。

优点 乳晕部位皮肤颜色呈深褐色，愈后瘢痕不明显；手术损伤小、出血少、位置稳定、手术时间短、恢复快。

缺点 在置入假体过程中需要剥离乳腺组织，可能损伤输乳管，少数情况会导致溢乳，影响刀口愈合，或者引起输乳管堵塞或感染，因而尽管愈后瘢痕不明显。这种切口大多适用于已经生育的女性，或者自身乳晕较大并乐于接受该切口者。

（3）乳房下皱襞切口：在乳房下皱襞切开，置入假体，放入预定位置。乳房下皱襞切口长度一般为3~6 cm，切口多位于乳房下皱襞中央或者偏外。由于乳房下皱襞下没有乳腺组织，不会损伤乳腺，这种方法很好地避开了输乳管。沿该切口下去，医生会直接剥离到胸大肌后间隙中，仔细止血后将假体置入。

优点 手术简单、出血少，明视下操作非常安全，其损伤小、恢复快、位置不易移动，双平面操作非常便利，不会损伤乳腺组织，因而受术者没有愈后影响哺乳的顾虑；站立位由于乳腺下垂，切口隐蔽性也非常好。因此，该切口是国外应用最多的，国内越来越多的女性也开始选择。

缺点 对于乳房较小且紧实的女性而言，乳房下垂程度不能遮盖切口，愈后瘢痕比较明显。对于软组织太少的女性，放入较大假体有刀口裂开的可能。因此，虽然切口相对较小，但该切口更适合乳房有适度下垂可以遮挡手术瘢痕的女性。

当然，无论选择哪种手术入路，选择有保障的正规医疗机构、选择有经验的好医生永远是最重要的！

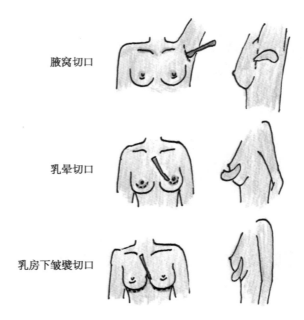

腋窝切口

乳晕切口

乳房下皱襞切口

7 假体隆胸一段时间后需要更换材料吗？

　　一般来说，假体隆胸效果都是终身的，假体隆胸材料是一种非常稳定的材料。理论上讲，假体可以在体内维持终生，不需要更换。当然，也有一些特殊情况需要更换假体，这与很多因素有关。例如，发生血肿、感染、假体破裂等并发症；身体遭遇重大疾病或胸部外伤、锐器穿刺导致假体破裂；假体隆胸多年以后，体重发生较大改变，或随着年龄增长皮肤出现松弛等现象；求美者心理上的决定，要求更换最新的产品。在这些情况下，可以更换，甚至取出假体。

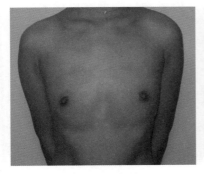
假体隆胸术前

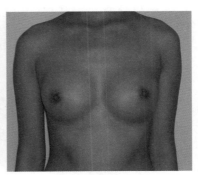
假体隆胸术后

13

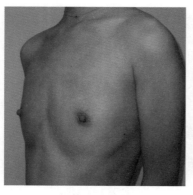
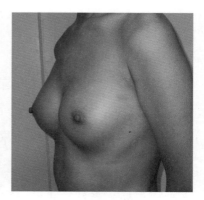

假体隆胸术前 假体隆胸术后

8 异体材料注射隆乳有何危害？取出后可以再次手术隆乳吗？

曾经风靡一时的异体材料注射隆胸，到现在出现的术后并发症及伤害事件不断被爆出。那么，异体材料注射隆胸到底有何危害呢？

◎ 异体材料游走全身：在异体材料隆胸后，最明显的并发症就是在体内随着身体的活动和肌肉收缩，异体材料沿组织间隙渗透蔓延，游走至腹部、背部、大腿部位，引起局部疼痛、肿胀。

◎ 乳腺产生硬结疼痛：异体材料的降解产物往往会刺激乳腺或者瘢痕增生，引起乳房发硬。如果分布较散，则呈现多个硬结;同时还可侵蚀胸大肌、乳腺腺体和肋间神经终末支，引起持续性疼痛。

◎ 异体材料成为细菌培养基：有些异体材料注射入体内后，成为乳房内的细菌培养基，乳房组织被感染，引发化脓性乳腺炎。

◎ 影响哺乳，危害婴儿：在孕期和哺乳期，异体材料会通过输乳管到乳头，被哺乳期的婴儿吸吮入口，可能长期存留体内，从而危害到婴儿的健康。

◎ 降解后有剧毒可致基因突变：有报道奥美定聚合体无毒，但是单体往往具有神经毒性、生殖毒性、皮肤及呼吸道毒性，危害循环系统，危及生命，甚至可以引起多种恶性肿瘤。

因此，即便没有任何不适症状，我们也建议尽早去除注射材料。异体材料取出后，胸部呈"塌陷萎缩"状态。如果确定乳房置入假体的腔隙状况良好，可以在取出注射材料的同时置入乳房假体；若手术中发现组织破损严重、存在感染可能，就只能单纯取出，不宜立刻放置假体。需要先进行抗感染、组织康复等治疗，6个月以后才考虑进行二期假体隆胸或者脂肪移植隆胸手术。若肋间隙被明显破坏，可置入生物补片作为衬垫，再置入假体。

⑨ 利用自身脂肪移植隆胸效果好吗？有哪些优缺点？

自体脂肪移植隆胸，又被称之为自然隆胸手术，是利用移植技术将身体其他部位多余的脂肪抽取出来，在体外处理后用以注射填充于胸部，让乳房里的脂肪量变多，乳房体积增大，不但能雕塑苗条身材，还能同时创造完美胸型。

与其他隆胸方法相比，自体脂肪移植隆胸因为是使用自体脂肪，不存在异物排斥反应；而且无切口、痛苦小、长期稳定，自然如同自身发育一样，不遗留人工痕迹，医疗仪器无法发现；填入脂肪后的胸部外观和触感都很自然，而且术后不需要按摩。对于害怕做手术的求美者，可以选择这种方式，不仅创伤小、恢复快，还能把多余的脂肪来个"大转移"，既能隆胸又能瘦身。对于自身基础条件好的求美者，自体脂肪移植隆胸是理想的选择。

如果自身乳房组织太少，没有脂肪存活的有利条件，手术的效果就不会很好，就只能选择假体隆胸了。

自体脂肪移植隆胸者的自身基础条件

身体脂肪较厚，乳房有一定体积；

乳房下垂外扩、大小不一，需局部塑型；

胸型不够丰满，想略微修型；

因生产、哺乳造成的轻度萎缩变形；

向往丰满立体且触感自然的胸型；

有抽脂塑身的需求。

虽然自体脂肪移植隆胸优点不少，但由于脂肪比硅胶软，做出来的胸部挺度有限；而且手术并不是简单的抽脂和注入，技术条件要求高。脂肪移植后，不可避免地会存在一定程度的吸收，目前最佳的自体脂肪移植技术在一年后也有50%~75%会吸收掉。因此，想增大数个罩杯级别，需要多次填充才可以达到目标。即使没有吸收问题，脂肪的用量过多或注射过于集中，也会因供血不足导致脂肪坏死、溶解、吸收。这样极易引发感染，出现纤维化或钙化、脂肪坏死等后遗症。所以，接受这项手术一定要慎重选择医院和手术医生。

⑩ 乳房有些下垂可以通过隆胸来提升吗？

如果乳房松弛下垂程度比较轻，而且乳房软组织比较饱满、弹性好，可以采用合适的假体来达到既增大体积，又提升高度的作用。

但是，对于中度以上松弛下垂的乳房，同时乳房的软组织包括皮肤都很松弛、塌瘪、弹性差、张力小的，单纯假体隆胸不能够达到理想的上提作用。一般来说，自体脂肪移植更是无法解决乳房下垂的问题，不能用于乳房上提。而且，这种乳房采用自体脂肪移植后往往脂肪成活率低，容易形成硬结。因此，这样的乳房不适合单纯采用隆胸的方法达到目的，必须采用乳房提升的整形技术。即需要切除松弛下垂多余的皮肤、乳腺、脂肪等软组织，重新定位皮肤，包裹好剩余软组织，才能达到理想效果。需要注意的是，乳房上提手术往往需要切除部分皮肤

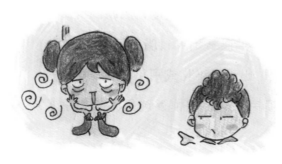

和乳腺组织，因此会留下切口瘢痕。不过，一般随着时间的延长，切口瘢痕会变得越来越不明显。

⑪ 隆乳手术后效果不满意还可以调整吗？

隆乳手术后，有的求美者会对手术结果提出质疑，甚至不满意。比如，乳房增大程度、乳房的位置、皮肤表面的斜向皱褶、乳头和乳晕的感觉、手感不佳、乳房过硬、瘢痕过于明显、乳沟不明显，脂肪移植后吸收过快，乳房出现硬结、疼痛、感染等。这些问题都可以采用不同的措施来处理，因此可以进行调整。

在隆乳术后的早期，如果存在胸部高低位置不一问题，可以尝试通过按摩胸部来矫正。在手术医生的专业指导下，每天定时按摩胸部，可以起到矫正假体位置的效果。

在完全定型后，如果求美者对乳房大小不满意，还可以通过自体脂肪移植的方式进行一定程度的调节，甚至可以通过手术方式来更换假体，做更大的调节。实际上，欧美国家的妇女，一生中往往要做几次乳房整形，除了一些并发症的原因,她们会在不同的年龄阶段进行相应的体积调整。年轻时，乳房比较挺拔的时候，先做一个相对较小的假体置入。待年

19

龄变大、乳房松弛下垂后，再更换一个更大的假体，或者同时做乳房上提手术。所以说，就像眼部整形一样，乳房的整形也可以在一生中做几次，这可能也是整形的魅力吧。

⑫ 隆乳手术后对乳头、乳晕有什么影响？

隆乳手术后可能出现乳头乳晕感觉异常的现象，但并不多见，主要是乳晕周围切口者的发生率较高。乳头乳晕的感觉神经来源于第4肋间神经的前皮支，在胸大肌外侧缘穿出深筋膜，再向内及前方穿出到达乳头。因手术牵拉或者局部张力过大等原因，可使神经局部受到损伤。多数情况下，乳头乳晕感觉的减退是暂时的，以后会逐渐恢复。

少数人在假体置入后，由于假体的刺激，血中的泌乳素会有所增加，出现乳头溢液。这种现象随着泌乳素分泌水平的逐渐恢复，在6个月内会停止。若经乳晕周围切口的隆乳术后出现严重的溢乳现象，会引起局部切口愈合不良，则需要二期处理，甚至必须取出乳房假体。

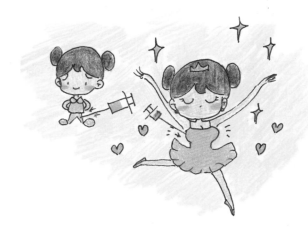

⑬ 隆乳手术后可以生小孩吗？可以喂奶吗？

　　隆乳术最主要的一个方法就是假体置入，也是目前国际上最安全和最成熟的隆胸主流方法。假体使用的是硅凝胶高分子材料，做成柔软的半球形。经过不断的技术研发、大量的应用数据和科学实验证实，假体材料对人体无毒、无害，可以长期置入人体。

　　另外，从假体置入的解剖部位来看，有乳腺后间隙置入和胸大肌后间隙置入两种。无论选择哪一种，它们都位于乳腺的后面，假体与乳腺都是分隔开的。因此从解剖学观点来说，乳腺不会受到假体的影响，也不会对生育造成影响。生育后，一般情况下也不会影响女性的哺乳。而且，即便是有任何不适，

21

假体也可以完整取出。因此，求美者不用担心隆乳材料会影响生育和哺乳。

　　而自体脂肪移植隆胸是采用自身的脂肪作为隆胸材料，根本不存在异物排斥反应的问题，更不会出现危害；只要操作过程恰当，对乳腺组织不会造成大伤害，对今后的生活包括生育、哺乳也都没有不良影响。

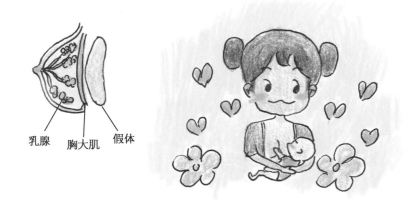

乳腺　　胸大肌　　假体

⓮ 手术隆乳瘢痕严重吗?

　　是手术就会有创伤，留下瘢痕是不可避免的。隆乳术的切口一般选择腋窝或乳晕及乳房下皱襞这些比较隐蔽的部位，腋窝的褶皱本身就可隐蔽切口，结合目前的微创技术，切口小，瘢痕不明显。就算夏天穿吊带装，也很难发现有明显瘢痕。除了腋窝外，乳晕也是手术经常选取的切口部位。乳晕部位的组织相对于其他部位更不容易长瘢痕，加之乳晕颜色较深，细小的瘢痕颜色和乳晕的颜色比较接近，所以更不易显现。乳房下皱襞的切口一般会选择有轻度下垂、可以遮盖切口部位的乳房，因此手术后的瘢痕也是隐藏的。

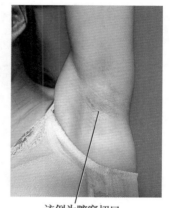

该例为腋窝切口，术后瘢痕一点不明显

此外，手术拆线后也可以采用按摩瘢痕、外用祛瘢痕的药物或者贴膜等多种方法，进一步减轻手术瘢痕。

⑮ 手术一定要住院吗？要住几天？要做全身麻醉吗？

假体置入隆胸术需要做全身麻醉，因此必须住院。住院的流程是先做好必要的全身检查，包括验血、心电图、胸片，有时候还要检测心功能和肺功能。经过这些检查确定能够耐受手术后，由专业的麻醉师施行气管插管的全身麻醉，手术后还要留置引流和导尿管，所以手术后往往需要住院3~7天。

23

这样算下来，手术前后加上住院时间大概是一两周。具体住院时间的长短因人而异，如果身体素质好、恢复快的会早些出院。

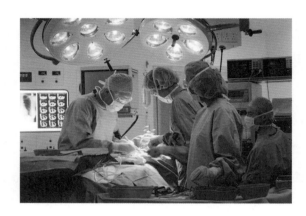

16 隆乳整形后乳房的软硬度怎么样？如何做到手感好？

假体隆胸后早期由于肿胀的因素，手感并不是特别好，往往感觉硬且张力大。随着愈合的时间越来越长，加上良好的按摩和热敷，大概三四个月以后，乳房会变得越来越软，半年到一年左右，基本达到稳定的柔软度。而且，原有的自身乳房软组织越多、乳房越大，其包裹性越好，柔软度就越好，手感也越自然。但是不可否认，由于体质的区别，极少数人会发生假体特异性包膜挛缩，轻者只有医生能够摸得出乳房变硬，重者即便是肉眼观察也会发现挛缩，乳房摸起来坚硬感明显。所幸，随着手术技术的进步，乳房假体生产工艺的改进，严重的包膜挛缩目前越来越少。

自体脂肪移植隆胸的软硬度差异很大，同样的手术操作方案、同样医生施行的手术、同样多的脂肪移植量，手术后乳房的软硬度都可能不一样。这可以表现为一处或者多处的坚硬小结节，大小不一、硬度不同，有的像鹅卵石一样。这些硬结有的可以通过按摩揉搓变小消散，有些情况下必须通过手术取出。

由此可见，无论哪种方法都有变硬的可能。因此，选用好的假体、假体大小合适、少量多次注射脂肪、轻柔无损伤的操作、手术后正确的处理、恰当的按摩、热敷等均有利于加强柔软自然的手感。

⑰ 隆乳整形可能产生哪些术后反应？

应该说，目前临床常用的假体隆胸和自体脂肪移植隆乳是非常安全有效的隆乳手段，求美者大可放心选择。只要求美动机正确，在有经验的医生指导下，选用合适的手术方法和合适大小的假体，或者少量多次移植脂肪，完全可以获得完美的效果。当然，也会不可避免地存在一些术后症状。

疼痛　　在隆乳手术后的1~2天，可能会感到比较剧烈的乳房疼痛。这是正常现象，可以通过止痛药和镇痛泵来缓解疼痛。

低热　　在隆乳手术后1周内，可能有部分女性会有不超过38℃的低热现象，一般是手术后的吸收热。这也属于正常范围。

压迫感　　手术后1个月内，可能感觉乳房皮肤很紧，胸部有压迫感、肿胀感。这些都是正常现象，表明乳房皮肤正在生长以便适应其最新的尺寸。

麻痹感　　由于手术中不可避免的神经损伤或者刺激到乳腺组织，在术后的几个月内可能会有乳房和乳头感觉麻痹、不敏感的现象。通常这种现象半年后就可以逐渐改善。

手感异常　　　手术后几个月内，乳房的手感可能比较硬。不要过分担心，只要坚持按摩，当身体和假体充分适应之后，乳房的柔软度会逐渐改善。

瘢　痕　　　假体隆胸术后的伤口瘢痕可能出现硬化、突起及泛红等现象，一般约半年后，多数会消退淡化至不明显。

此外，任何一个方法都有其局限性和可能的并发症。比如，假体隆胸会出现假体位置不对称、假体偏斜移位、假体过大时会显示假体的轮廓外观、手感不佳、假体排异、乳头感觉迟钝等；而自体脂肪移植会出现需要反复多次脂肪移植、术后感染、硬结、脂肪过度吸收等并发症。出现这些并发症时，就需要到正规医院进行积极治疗。

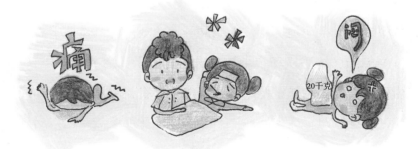

18 隆乳术后乳腺癌发病率会增高吗？

根据现有的研究数据，有隆胸植入物的女性，其乳腺癌发病率并没有高于一般女性。也就是说，女性隆胸并不会引起乳腺癌等疾病。更有趣的是，隆胸有助于早期发现乳腺癌！因为放入胸大肌或者乳腺后的假体会将整个乳腺推向前方，有助于体检摸出或者钼靶早期发现比较小的肿块。

还有人说硅胶假体在X线下会干扰乳腺癌的早期筛查，而放在乳腺后间隙的隆胸假体通过X线图像看起来像是一个白色大圆盘，可能会妨碍医生观察乳腺情况。不过，现在已经有有效的方法对隆胸女性进行乳腺癌的检查。只要找一个有经验的医生，并且告知乳房中有假体，其余的就交给医生来判断吧。

自体脂肪隆胸是从身体腰、腹、臀、腿等脂肪较丰厚的部位提取脂肪颗粒并移植到胸部的一种隆胸术。手术将隆胸者本身的多余脂肪用细针吸出，提纯为纯净脂肪颗粒，通过微型针管有条理地均匀注入脂肪区使之成活。其本质上就是自身的脂肪细胞换了个地方生长，相当于乳房的二次发育。由于是自己的脂肪细胞移植，所以不存在排异反应。自体脂肪注射隆胸时，会将脂肪注射到胸部的脂肪区域，所以对乳腺本身没什么影响，更不会存在诱发乳腺癌的风险。

02

第二章

巨乳及乳房下垂整形必须知道的问题

- 什么是巨乳？巨乳有哪些危害？
- 怎样的乳房属于下垂？
- 巨乳及乳房下垂可以自己恢复吗？采用非手术方法可以治疗吗？
- 哪些人需要做乳房缩小或提升手术？
- 未婚、未育的人适合做乳房缩小手术吗？
- 乳房的缩小和提升要去除哪些组织？
- 双圈法乳房提升手术有哪些优缺点？
- 乳房缩小可以通过单纯抽脂来解决吗？

- 做乳房缩小或提升手术有哪些主要流程？
- 乳房缩小提升手术会有很大的瘢痕吗？
- 乳房缩小提升手术后两侧会不对称吗？不对称可以通过手术调整吗？
- 做过缩乳手术后还可以哺乳吗？
- 缩乳术后对乳头和乳晕有影响吗？
- 乳房缩小提升手术是一劳永逸的吗？术后不满意可以重复修整吗？
- 缩乳可以降低乳腺癌的发病率吗？

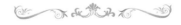

19 什么是巨乳？巨乳有哪些危害？

巨乳是指女性乳房过度发育，导致腺体和（或）脂肪结缔组织过度增生，从而造成乳房与躯体比例明显失调，并引发一系列的症状，直观的表现就是一个硕大的乳房，大多伴有一定程度的下垂。按照中国人的审美观点，女性乳房应该是外形挺拔、丰满，质地柔软、富有弹性，大小应与人的体型、身高相称。但是，巨乳不仅影响美观，还会给身体带来一系列的危害。常见的有：乳房下垂、上身体态臃肿、行动不便、买衣穿衣困难；天气炎热时，乳房皱襞区的皮肤常处于潮湿状态，易生痱子、湿疹等皮肤病；背部不适或肩部酸痛沉重、脊柱后突，平卧时有胸部受压和窘迫感等。因此，严重的巨乳需要通过手术来做乳房缩小和调整。

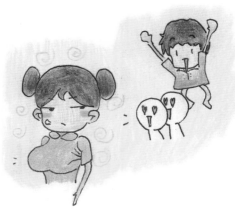

20 怎样的乳房属于下垂？

正常情形下，尤其是年轻的妇女，乳头的水平位置是在乳房下皱襞之上。若乳头的水平位置在乳房下皱襞之下，就是乳房下垂。它可以单独发生，也可能伴随巨乳。

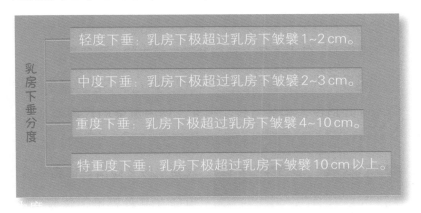

乳房下垂分度
- 轻度下垂：乳房下极超过乳房下皱襞1~2 cm。
- 中度下垂：乳房下极超过乳房下皱襞2~3 cm。
- 重度下垂：乳房下极超过乳房下皱襞4~10 cm。
- 特重度下垂：乳房下极超过乳房下皱襞10 cm以上。

乳房下垂的主要问题就是影响美观。过于下垂的乳房皮肤松弛皱纹增多，组织塌瘪形态松垮，极大地影响乳房的审美。

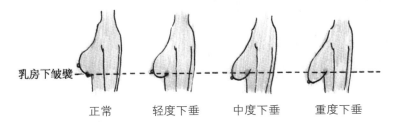

乳房下皱襞　　　正常　　　轻度下垂　　　中度下垂　　　重度下垂

㉑ 巨乳及乳房下垂可以自己恢复吗？采用非手术方法可以治疗吗？

乳房作为女性最重要的标志之一，丰满、挺拔的形态不仅能够成为异性关注的焦点，还能增加女性的自信，提高人格魅力。患有巨乳症或乳房下垂的女性，由于体积和比例关系严重失调，外形不佳，往往会产生较大的心理负担。

巨乳及乳房下垂的产生有多种原因，绝大多数是无法避免的，如遗传、年龄增长、哺乳、体内激素的代谢紊乱等。虽然极少数轻度乳房下垂者，依靠健身锻炼、按摩推拿、内

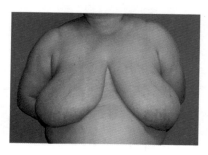

衣塑形以及应用合适的药物，可能在某种程度上恢复乳房健康形态。但是，这些非手术方法的作用并不确切，最终效果也因人而异。对于绝大多数巨乳及伴有中、重度乳房下垂者，采用非手术方法难以奏效。目前，最主要的治疗方法还是要进行乳房缩小提升手术，通过切除冗余的组织、牵拉提升、紧致皮肤，还原乳房完美形态，手术后效果明显，患者满意。由于这种手术难

度较高，建议这些患者还是要到正规的医疗美容机构进行手术治疗，安全有保障，效果立竿见影。

22 哪些人需要做乳房缩小或提升手术？

有下列情况的患者，可以考虑做乳房缩小或提升的手术。

1）乳房体积明显偏大，乳腺组织过多，与体型不成比例，愿意接受乳房缩小整形术者。

2）乳房过大导致正常工作、生活、体育运动受到限制者。

3）乳房过大引起颈部、肩部、背部疼痛或不适，乳房下方的皮肤因长时间摩擦刺激发炎者。

4）两侧乳房明显不对称，有一侧明显肥大者。

5）乳房过度下垂，乳头和乳晕下垂、移位并指向下方，乳房皮肤松弛者。

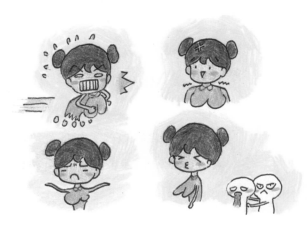

㉓ 未婚、未育的人适合做乳房缩小手术吗？

目前，在临床上被乳房过大所困扰的患者，从少女至成人皆有，有些是在青春期发育时即出现乳房过大的情况，严重影响了生活，有些甚至影响到了脊柱的健康。对这样的患者来说，未婚、未育就不是绝对的禁忌证，需要尽早做乳房缩小手术。但是，如果患者并不是那样严重的情况，一般建议患者在无生育要求后再进行乳房缩小手术。因为怀孕后或哺乳后其乳房形态会改变，即使之前做了乳房缩小的手术，还是需要再次手术。

㉔ 乳房的缩小和提升要去除哪些组织？

很多人以为乳房缩小和提升可以根据自己的喜好随意去除一些不想要的组织，这样的想法就大错特错了。乳房缩小及提升是一个需要术前精密设计的手术，需要去除的是多余的皮肤、脂肪及乳腺组织。根据术前设计，将乳房进行重新塑型，兼顾乳房的饱满度和挺拔度。在乳房整体缩小、提升后，还要保持优美的外形，使手术后的乳房达到大小适中、形状优美、丰满坚挺的效果。

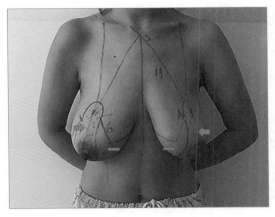

乳房缩小和提升手术的术前设计

25 双圈法乳房提升手术有哪些优缺点？

经常有求美者来门诊要求医生做双圈法的缩乳或者乳房提升手术。她们会说这种方法瘢痕最隐蔽，仅仅在乳晕的一圈，在下面没有竖条的瘢痕，那么是否如此呢？实际上，这个说法有一定的道理，但是并不完全如此。这种方法的优缺点都非常明显，只适用于少部分比较轻微的病例。

优点： 1）手术切口设计简单、科学、灵活。

2）最大限度地保留了乳腺剩余腺体的血液供应，保留了支配乳头的感觉神经分支。

3）根据腺体的体积切除多余的皮肤，保证了乳房良好外形和切口无张力愈合。

4）乳房下皱襞无切口，乳房切口能被乳罩遮盖，易于为患者接受。

5）双环形切口切除了乳晕周围易伸展的皮肤，外侧切口的皮肤旋转方向和术后瘢痕的方向，都将有效地预防下垂。

6）手术结束时确定乳头位置，保证乳头乳晕位于顶点。

7）术后并发症少，且较轻微。

缺点： 1）乳房塑型不佳，术后乳房扁平，突起度不够。

2）乳晕范围容易扩大。

3）乳晕周围瘢痕容易变宽。

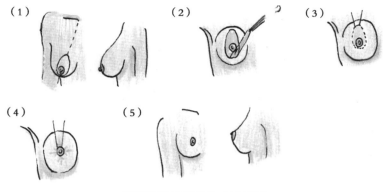

（1）　　　　（2）　　　　（3）

（4）　　　　（5）

双圈法乳房提升手术示意图

26 乳房缩小可以通过单纯抽脂来解决吗？

　　抽脂减肥的手术方法可以减少乳房及乳房周围过多的脂肪，特别是两侧乳房的外上方及外侧的脂肪。但是，单纯抽吸术只局限于巨乳皮下的脂肪，不能吸出腺体下面的脂肪，缩小乳房的程度很有限。同时需要注意的是，皮下脂肪抽吸之后，很可能出现皮肤表面凹凸不平、手感不佳，严重者出现形态改变。因此，只适合确定有局部脂肪堆积、调整乳房形态的病例。

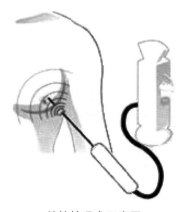

单纯抽吸术示意图

37

该手术方法一般在乳晕上做一个2mm的小切口，利用脂肪抽吸管围绕乳房作均匀圆形脂肪抽吸，并且对于脂肪组织含量比较多的部分进行重点抽吸，直到局部圆滑平整为止。

㉗ 做乳房缩小或提升手术有哪些主要流程？

乳房缩小手术同大多数乳房手术一样，遵循以下主要步骤。

（1）术前准备：术前患者需要面诊、体检，根据患者的乳房大小、下垂的程度、希望改善的要求以及对瘢痕的顾虑等综合评估，制订一个最接近患者要求的个体化方案。确定大致手术时间后，需要住院、做全麻前的全身体检。

（2）麻醉方法：患者一般取平卧、双上肢外展位，气管插管全麻。

（3）手术的设计和操作：根据患者乳房肥大和下垂的程度，按照术前和患者讨论的方案进行不同的手术设计，包括垂直双蒂、水平双蒂、内侧蒂、上侧蒂、下侧蒂等，按着术前设计的方案操作完成整个手术流程。

（4）术后的处理：放置引流管，包扎、塑型、固定。术后两周左右拆线。

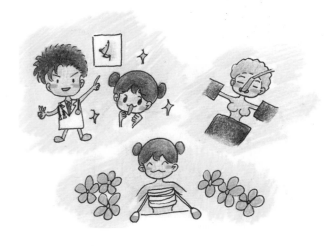

28 乳房缩小提升手术会有很大的瘢痕吗？

对于想做乳房缩小提升手术的患者来说，瘢痕是一个不可回避的问题。一般来说，瘢痕形成是手术后伤口愈合的必然过程。然而，如果手术切口位置选择隐蔽，加之精细的外科缝合技术，术后切口形成的瘢痕经过一两年的时间可以恢复得很好，不易观察到，而且一般都不会很明显。根据乳房缩小提升手术方法的不同，形成的最终瘢痕也会有位置和大小的差别。目前的手术方法通常最多有3个位置的瘢痕：①围绕乳晕；②从乳晕底部垂直向下，至乳房下皱褶；③沿着乳房下皱褶的自然弧度。所以说，乳房缩小提升手术术后不一定会产生很大的瘢痕。但对于瘢痕体质的人群来说，应当视具体情况而定。

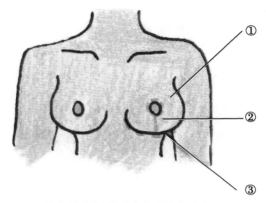

① ② ③

乳房缩小提升手术术后的瘢痕位置

㉙ 乳房缩小提升手术后两侧会不对称吗？不对称可以通过手术调整吗？

医生对于需要进行乳房缩小提升手术的患者，术前都需要经过规范的乳房检查、精确的测量与计算以及缜密的手术方案设计，设计时力求两侧对称。

术中根据设计，针对多余的脂肪及皮肤组织作切除，精细操作、左右对照、重塑乳房，使之维持较为理想的对称形态；术后需要加强塑形护理，巩固手术效果。所以，术后两侧乳房不会有很明显的不对称。而且，正常人两侧的乳房并不是完全对称的，正如人的左右眼睛、左右手、左右脚，都并不是完全一样的，没有绝对对称的人。因此，不必过分苛求术后两侧乳房的绝对对称。但是，对于一些确实存在明显差异的乳房，还是可以通过再次手术作出更加精确的调整。

除此之外，人们还可以通过调整内衣、改变姿势、改变生活习惯等方法来调整乳房的不对称情况，但这些方法起效较慢，最终效果也不如整形手术理想。

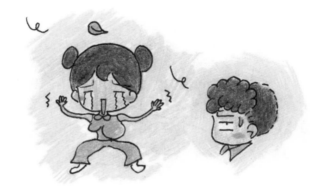

30 做过缩乳手术后还可以哺乳吗？

哺乳作为母性的重要体现，不仅能够保证小生命对重要营养的获取，对母体也有诸多益处。不少女性对缩乳手术存在一个误区，认为缩乳术后会严重影响哺乳功能，因而对缩乳手术望而却步。

其实，与哺乳功能相关的组织结构主要是乳腺小叶、乳腺导管等乳腺组织，而缩乳手术主要是切除多余的脂肪、皮肤以及小部分乳腺组织，一般不会破坏所有的乳腺导管，所以有些患者还是能够哺乳的。但是，对一些严重巨乳、肥大或者下垂非常厉害的情况，哺乳功能确实会受到明显的影响，甚至不能哺乳。

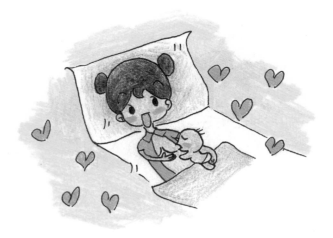

31 缩乳术后对乳头和乳晕有影响吗？

很多人比较关心缩乳手术对乳头、乳晕的影响。其实，乳房缩小提升手术是通过乳房的手术切口，切除多余的皮肤、脂肪以及部分乳腺组织，拉紧皮肤，从而将乳头、乳晕提升至理想的位置，手术中需要对乳头、乳晕的位置进行移位和重置。大多数手术方法都不会改变乳头的大小和形状，但会对乳晕进行一个缩小的设计，术后形态会有一定的变化。

从形态上来说，双环法对乳头、乳晕的影响最大，表现为乳晕变大、乳头扁平，拉扯的效应比较明显。如果严重的巨乳症或者乳房下垂者，需要移位比较大，则手术后对乳头、乳晕的影响会更大一些，表现为两侧的对称性有差异，或者乳晕的边界欠圆，或者乳头、乳晕过于平整，甚至凹陷。

缩乳手术最严重的相关并发症就是乳头、乳晕坏死，对于严重的巨乳或者乳房下垂，这种风险相对较大。

32 乳房缩小提升手术是一劳永逸的吗？术后不满意可以重复修整吗？

在年龄、哺乳活动、体质因素以及营养状况等因素的长期影响下，乳房逐渐出现皮肤松弛，乳腺组织弹性下降，最终表现为乳房下垂。乳房提升手术主要是通过切除多余的皮肤、脂肪及小部分乳腺组织，达到对乳房重新塑型的目的。手术效果的维持时间长短因人而异，关键是年龄、哺乳等因

43

素的影响。所以,乳房提升手术并非一劳永逸,虽然概率较低,但是术后乳房再次下垂的可能性还是有的。

少部分人经过乳房缩小及提升手术治疗之后,由于受到各种因素的影响,手术效果并不理想,没有达到术前预期,这种情况下医生还可以重新评估患者情况。如果患者情况许可,且术前准备充分,手术方案和患者充分沟通后可以得到理解,还可以尝试再次手术,以达到满意的效果。如果患者情况较差,比如局部皮肤及组织结构已经不适合再次手术,则不建议勉强重复手术,即使施行了手术,也可能得不到好的效果,有时候甚至适得其反。

33 缩乳可以降低乳腺癌的发病率吗?

乳腺癌是女性发病率极高的恶性肿瘤。有资料显示,乳腺癌发病率的高低和乳房的大小有关,乳房越大,发病率越高。美国整形外科医师协会通过对美国、加拿大、丹麦和瑞典32 000名妇女的研究发现,缩乳术可以使乳腺癌发生率降低50% ~70%。有学者指出,乳腺癌的发病率随着乳腺组织的切除增多而降低。但是,由于缩乳术后仍然会残留一些乳腺组织,因此缩乳术并不可能完全消除乳腺癌发生的危险。

然而，缩乳术确实减少了乳腺的组织量，对降低高危妇女的乳腺癌发生率还是具有积极的作用。

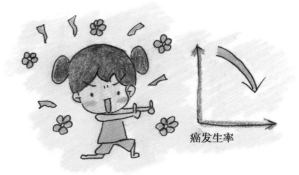

癌发生率

03

第三章

乳房再造、乳房畸形及副乳整形必须知道的问题

- 什么样的患者适合乳房再造？
- 乳房再造时机如何选择？
- 乳房再造包括哪些方法？
- 乳房再造会造成乳腺癌复发吗？
- 男性会出现乳房肥大吗？
- 怎么区别男性乳房肥大和单纯性肥胖？
- 男性乳房肥大应该做些什么检查？

- 男性乳房肥大应该怎样治疗？
- 什么是副乳？
- 副乳有什么危害？
- 哪种情况下副乳应该积极治疗？
- 副乳应该怎么与其他腋下肿块鉴别？
- 什么是乳房缺少症？

34 什么样的患者适合乳房再造？

乳腺肿瘤患者如果已经接受肿瘤外科治疗，如乳腺癌根治术、乳腺癌改良根治术、乳腺部分切除术、保留皮肤的乳房切除术及预防性乳房切除术等，往往会导致乳房部分或全部缺损，给患者形体及心理造成巨大创伤。另外，对于良性乳腺肿瘤患者，也同样会遇到乳房部分甚至全部切除的苦恼，这些问题可以通过乳房再造得到解决。

一般来说，乳房再造没有年龄限制，只要健康状况允许，均可实施乳房再造术。

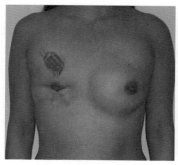 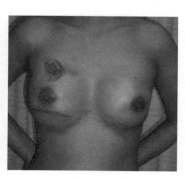

乳房再造术前　　　　　　　　乳房再造术后

乳房再造术的适应人群

（1）乳房先天性发育不良或未发育者。

（2）乳房良性肿瘤单纯乳房切除者。

（3）幼儿期乳腺组织因感染、烧伤、X线照射、肿瘤切除术后造成的一侧或双侧乳房缺失者。

（4）Ⅰ期、Ⅱ期乳腺癌手术，迫切要求即时再造乳房者。

（5）乳腺癌根治术后完成放疗、化疗1~3年，病情稳定、无复发迹象者。

（6）患者要求迫切，身体主要器官无器质性病变者。

35 乳房再造时机如何选择?

乳房再造的时间分为即刻乳房再造及延期乳房再造,应根据患者的情况来选择治疗时机,以期达到最佳疗效。

即刻乳房再造,是指于乳房切除的同时进行乳房再造。延期乳房再造需要在乳房切除术后一段时间进行,一般是术后9个月左右,因为在这期间中将进行化疗及放疗。某些晚期患者需要大剂量放疗及化疗,可等待病情稳定3~5年后再行延期乳房再造。

一般来说,如果是乳腺良性肿瘤而单纯乳房切除,可同时进行即刻再造手术;如果是幼儿时期的原因造成乳腺发育不良或外伤、烧伤等因素造成的乳房缺失,可在成年后择期手术;如果是乳腺恶性肿瘤而行根治术,则可以选择延期再造手术。

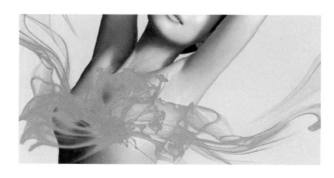

36 乳房再造包括哪些方法？

乳房再造的方法主要包括假体置入、自体组织移植以及自体组织联合假体移植3种方法。

◎ 应用假体进行乳房重建：始于20世纪60年代初期，盛行于80年代。手术方法较为简单，适用于乳房手术区域有良好的软组织覆盖、患者不愿意损失身体其他部位自体组织的患者。其方法是将充有硅胶、硅凝胶或盐水的假体置于乳房切除后的皮瓣下或胸大肌下。如果乳房切除后，局部组织不能提供足够的腔隙容纳假体，可先置入皮肤扩张器，术后定期注水，待形成足够的腔隙后，再将扩张器更换为乳房假体。

◎ 使用自体组织再造乳房：具有自然、持久、美学效果良好等优点，最常应用的自体组织是各种下腹部皮瓣和背阔肌肌皮瓣。其他如臀大肌肌皮瓣、股前外侧皮瓣、横行股薄肌肌皮瓣、阔筋膜张肌肌皮瓣等都曾在乳房再造中也有一定程度的应用，但目前已较少应用。

应用腹直肌皮瓣行乳房再造于1982年首先由Hartrampf报道，可选择单侧腹直肌为蒂，也可携带双侧腹直肌为蒂。横行腹直肌肌皮瓣组织量大，血运可靠，且兼具腹壁整形效果，特别适合中年、腹部已有松弛的患者。单侧腹直肌皮瓣再造乳房，皮瓣血供单一，有一定的血供不足风险；由于损失了一条腹直肌，可能导致腹壁薄弱，引发腹壁疝，同时也可能造成一定的腹壁功能障碍，术中需使用人工补片修补缺损区。使用双侧腹直肌皮瓣，皮瓣血运更加可靠，安全系数大。但是，由于切除了双侧腹直肌，也增加了腹壁并发症发生的机会。

◎ 自体组织联合假体移植进行乳房再造。

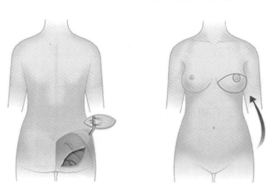

臂大肌肌皮瓣再造乳房

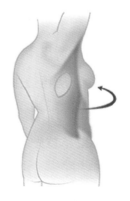
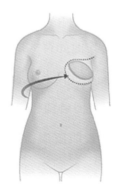

阔筋膜张肌肌皮瓣再造乳房

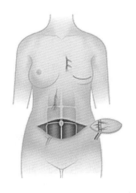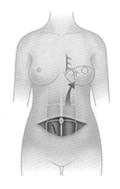

横行腹直肌肌皮瓣再造乳房

③⑦ 乳房再造会造成乳腺癌复发吗？

乳腺癌的复发有两种情况：一种是前期乳房切除手术中并未完全切除肿瘤病灶；另一种是乳腺恶性肿瘤切除后3~5年内，经放疗、化疗后仍有残留病灶存在。因此，在乳房再造术前，求美者必须要做全面的身体检查，确保肿瘤病灶完全切除后，方可考虑接受乳房再造术。

再造术的时间最好是在乳房切除1年以后，经观察无复发的情况下，再决定是否需要做乳房再造。有研究证明，乳房再造与单独乳房切除相比，病灶复发率和继发乳腺癌发生率相近，乳房再造患者的死亡率及远处转移率都有下降趋势。因此，乳房再造一般不会增加乳腺肿瘤复发的危险。

38 男性会出现乳房肥大吗？

部分青年男子或50岁以上男性会发现自己胸前一侧或双侧乳房变得像女性般肿大，有的人还能摸到乳房肿块，在医学上称为男性乳房肥大症，或者男性乳房女性化。实际上，正常男性体内也能分泌少量雌激素，男性的雄激素可抑制乳房发育。当体内由于某种原因造成暂时的雌激素绝对或相对过多，也就是说体内的雄激素不足以缓冲内在雌激素或满足不了旺盛的机体发育的需要，并伴有乳腺组织对雌激素比较敏感时，就可导致男性乳房增生。

青春期男孩(13~15岁)发生乳房增大时，则称为特发性男性乳房增生。这可能与生长激素、雌性激素及肾上腺皮质激素对乳腺的刺激有关。一般并无不适，但有时也可伴有胀痛、压痛或触痛。

除了上述的生理性乳房增大外，也有病理性的，常伴有原发疾病。例如，肝硬化等肝脏疾病患者，可能与肝功能减退、肝细胞处理雌激素的功能下降，导致雌激素在肝脏的代谢发生障碍有关。其他原发疾病，如肾上腺和脑垂体疾病可以造成雌激素分泌增多，使体内雌激素水平过高。中年后发生乳房增大，与睾丸功能不全有关，多呈双侧乳房匀称、弥漫性肿大，宛如女性乳房模样，大小不一，有时有结节；患者声音尖细、无胡须、无喉结等。

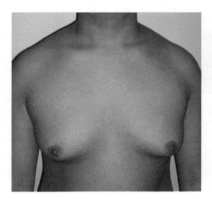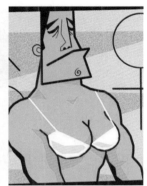

㊴ 怎么区别男性乳房肥大和单纯性肥胖？

青春期及老年男性无明显原因出现全身肥胖、乳房肥大，可能是因为患有睾丸肿瘤、肝脏疾病、甲状腺功能亢进等全身性疾病，或长期服用雌激素、螺内酯、甲腈咪胺等药物。这种情况属于病理状态，需要相应的治疗。因此，一定要首先分清是由于乳腺组织肥大导致的乳腺型乳房肥大，还是仅仅由于脂肪堆积肥胖导致的单纯性乳房肥大。临床上需要全身检查排除上述病理性因素，其中B超检查对于鉴别乳腺组织肥大和脂肪组织性乳房肥大具有重要意义。

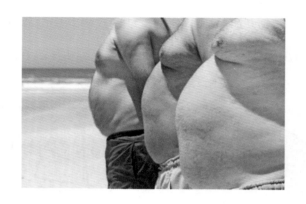

40 男性乳房肥大应该做些什么检查？

发现男性乳房肥大后，首先要到正规医院的乳腺外科或者整形外科检查，医生会详细了解患者的服药史，体格检查包括第二性征、睾丸等。

测定性激素、促性腺素，有助于诊断是否有原发性或继发性睾丸功能减退症；测定肝、肾功能，有助于诊断肝、肾功能衰竭；测定皮质醇、促肾上腺皮质激素、17–酮类固醇等，可评估先天性肾上腺皮质增生；乳腺B超和X线检查可以区别脂肪和乳腺组织，及时排除乳腺癌。如果各种检查结果都正常，则可以诊断为特发性男性乳腺发育症。

㊶ 男性乳房肥大应该怎样治疗？

原发性男性乳房肥大多系暂时性，一般会逐渐自行消退。对于继发性男性乳房肥大、症状明显者，以及青春期乳房肥大经久不退者，为改善外观，可采用以下方法治疗。

（1）病因治疗：对睾丸肿瘤、甲状腺功能亢进及肝病等，应针对病因予以治疗；因外源性雌激素或药物引起的男性乳房肥大者，应停用相关药物。

（2）药物治疗：应用他莫昔芬、甲睾酮，一般可使部分患者的疼痛缓解，肿块消退。

（3）手术治疗：对于肿块疼痛明显，药物治疗无效，或乳房肥大明显影响外观者，可采用手术治疗。需要进行手术整形的男性乳房肥大患者，其乳腺增生一般均在100 ml以上，因此常伴有不同程度的乳房皮肤松弛下垂。在手术方法上有3种术式可供选择：①乳晕下半圆形弧形切口；②横乳晕、乳头切口；③在乳晕及乳房外侧作L形乳房缩小整形及切除肥大的乳腺组织块。

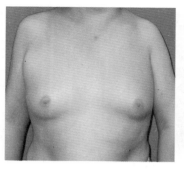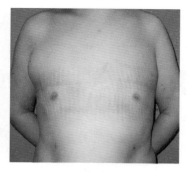

术前　　　　　　　　　　　　　　术后

㊷ 什么是副乳？

　　副乳也称多乳房、副乳腺、多乳头症，在临床中并不少见，是指除正常的一对乳房外，另有一个或多个乳房，也称多余乳房。副乳最常发生于正常乳房的外上侧，即腋部副乳房；或正常乳房的下内侧，即正常乳房与脐之间。根据副乳房的发育程度，可分为完全发育型及不完全发育型两类。

　　完全发育型副乳　是指有发育完全的多余乳腺组织，受雌激素的影响，随月经周期而有肿胀，甚至微痛，月经过后消失。在妊娠期，副乳也随乳房发育胀大；在哺乳期，可有乳汁自副乳头处排出；断奶后可变软，乳腺萎缩。

　　不完全发育型副乳　可以表现为仅有发育不完全的乳腺组织，无乳头及乳晕，或仅有色素沉着为乳晕，以局部皮肤增厚为乳头的副乳。也有仅存婴儿状态的乳头而无乳晕，或者仅有色素沉着的乳晕而无乳头及乳腺。有发育不全的乳腺组织者，也可随月经出现胀痛。仅有乳晕或仅有乳头者，则无此表现。有少数胸部副乳腺与正常乳腺相通，并将分泌物排空于正常乳腺中，但多数为不相通的副乳腺。

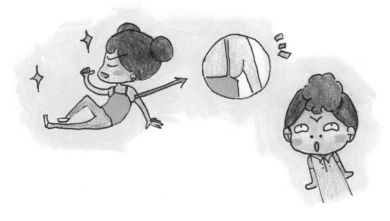

43 副乳有什么危害？

副乳不仅对患者体态和心理上造成影响，而且会给身体埋下一枚定时炸弹。一方面，副乳会影响到女性正常哺乳，会引起乳房催乳素下降，影响乳汁正常分泌；另一方面，副乳和正常乳腺组织一样，有发生乳腺癌的风险。

副乳具有同正常乳房一样的组织构造、生理特性和病理变化，同样受女性激素的影响，在月经周期、孕期或哺乳期呈现肿胀疼痛，哺乳期间有少量乳汁分泌；有的副乳没有乳头，所分泌的乳汁因无法排空而积聚，容易胀痛、发炎，以致化脓；正常乳房可能面临的疾患，如乳腺炎、乳腺小叶增生、乳腺纤维瘤、乳腺癌等，同样可能发生在副乳上，且危害程度比正常乳腺更高。

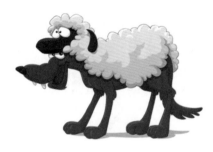

此外，副乳常常披着各种迷惑人的"外衣"，容易导致误诊。例如，将副乳的炎症误认作淋巴结发炎，或将副乳的乳腺小叶增生误诊为脂肪瘤。由于前者属于炎症，治疗原则与普通炎症大致相同，都要使用抗生素治疗；而后者多属于良性病变，不至于引发生命危险。但是，若将副乳的癌症认作普通的炎症，则会导致严重后果。

44 哪种情况下副乳应该积极治疗？

（1）完全发育型的副乳房及不完全型副乳房：在月经期、妊娠期、哺乳期出现周期性痛或不规律痛者，明显影响人体健康时，可考虑手术切除。

（2）体积大的副乳腺：因副乳腺体积大影响上臂内收活动和外观者，可以手术切除；怀疑恶变及不能与结核等病变区别者，以切除为宜。

（3）患肿瘤的副乳房：副乳房肿瘤者一律切除，对于副乳腺癌者应排除正常乳腺有无癌变发生；手术方式为切除患侧副乳腺癌及切除正常同侧乳腺的乳癌根治术，常规同侧腋窝淋巴结清扫。根据副乳位置的不同，术后常规放疗及化疗，并定期严密观察对侧乳房。

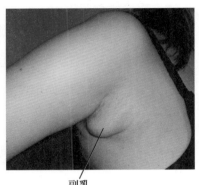

副乳

（4）仅有乳头、乳晕，没有腺体的副乳：因少有发生恶变，患者虽有哺乳期症状，但哺乳期过后症状消失者可不行手术治疗。

45 副乳应该怎么与其他腋下肿块鉴别?

副乳常常会与其他腋下肿块混淆。那么，如果发现腋下

61

有一个肿块，有哪些疾病需要和副乳加以区别呢？

（1）腋窝炎性肿大的淋巴结或炎性肿块：腋窝炎性肿大的淋巴结或炎性肿块大多与乳房或上胸部及同侧上肢炎症病灶有关，同时肿块相对应的皮肤上无乳头、乳晕。副乳在月经期，其中的乳腺组织可增大并可能疼痛，但与正常乳腺组织相连接是其主要特点。

（2）乳房尾部的增生：副乳腺癌应与正常乳房尾部的增生相鉴别。因乳尾往往向外延伸至腋前皱襞处及腋窝内，两者易混淆。因此，应详细了解局部表现，必要时切除做病理检查，以防止对癌的漏诊。

（3）腋窝脂肪瘤或其他良性肿瘤：①副乳有与月经周期相关的胀痛，而脂肪瘤则无；②腋窝的副乳多为较软的有分叶状或结节状不规则组织块，与正常皮下组织无明显界限，与皮肤粘连，而不与深部组织粘连，触之有腺体感，而脂肪瘤则无；③副乳腺癌系较硬的结节，边界不清，无自觉痛或触痛；④对腋部肿块除了考虑其他原发肿瘤或转移外，首先应考虑副乳的可能。

（4）异常乳腺组织：是指超出正常乳房解剖范围所见的乳腺实质，构成异常乳腺的导管和小叶的结构是正常的，但不如正常乳腺或副乳腺组织那样完善。从解剖学意义上讲，异常乳腺组织不与乳腺导管系统相连，因此不能等同于正常乳腺组织向周围的延伸。

46 什么是乳房缺少症?

乳房缺少症系胚胎发育异常所引起的先天性乳房畸形,常伴有胸廓组织的发育不全或缺如,又称为Poland综合征。

乳房缺少症多表现为一侧乳房缺如,双侧缺如者较少。乳房缺少症呈家族性,子女均可发病,也可伴有同侧肩、胸和上肢发育缺陷,如胸大肌、胸骨、肋骨部分缺如及相应的胸壁平坦,甚至凹陷。乳房缺少症亦可发生于患有肥胖性糖尿病顶端肾外胚层发育异常的复合遗传缺陷者。在这些患者中,除乳房发育畸形外,还伴有骨骼和肾发育缺陷,牙发育不全。乳房缺如除影响哺乳外,还影响女性特有的性征。目前,乳房重建是最主要的治疗方法。

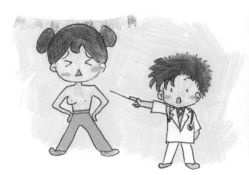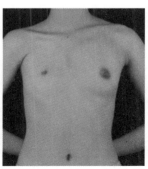

第四章

乳头、乳晕整形必须知道的问题

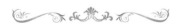

④⑦ 乳头、乳晕多大是正常的?

美丽的乳房形态一定要整体协调，尤其乳头、乳晕是关键。很多女性朋友先天发育乳头乳晕偏大，特别是在生完孩子后明显变大，影响了整个乳房的美观。也有一些男性先天乳头发育较大，影响美观与自信，心理负担较大。一般认为，女性美观的乳头直径为0.8~1 cm，过大则显得臃肿。有的乳头过大过长，显得不够协调和美丽。当然，乳头大小和乳房的比例也有一定关系。乳头过大的情况，较多发生在哺乳后，也可以在生育前。有的伴有乳头过长（超过1 cm），因而出现乳头下垂。

乳晕是乳头周围皮肤色素沉着较深的环形区。正常美观的乳晕直径为3~4 cm。色泽各异，青春期呈玫瑰红色，妊娠期、哺乳期色素沉着加深，呈深褐色。怀孕后乳晕会出现颜色加深，乳晕变大。但乳晕的颜色因人而异，并不能单纯依据女性乳晕的颜色判断其是否曾有生育史。

当然，乳头、乳晕和乳房整体大小存在一定的比例关系，目前尚无文献报道较为客观的参考比例，对乳头、乳晕过大尚缺乏确切的诊断依据。即使乳头、乳晕的大小在正常范围内，也可能会受到审美差异的影响。

48 乳头、乳晕颜色很深是什么原因？可以治疗吗？

乳头、乳晕颜色较深除了先天性因素之外，较常见的是由于妊娠后期体内雌激素和孕激素增加所致，属于正常的生理变化。待哺乳期结束，乳头乳晕颜色会逐渐变浅，乳晕也会缩小，但如果迟迟不变回来，则严重影响美观。如果是由于疾病导致的乳晕发黑，可以采用乳晕漂红技术。其着色与皮肤

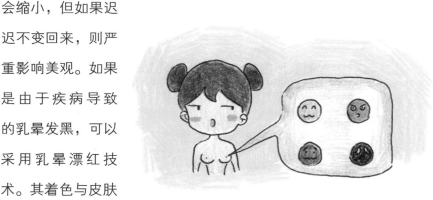

有直接关系，不同皮肤的颜色调配方法也有所不同。

乳晕漂红治疗中色素的选择，需要根据求美者的年龄、肤色和色素深浅来进行相应的色料调配，还需要考虑血液的流通以及血型的差异，在配色上进行多方面的考虑。此外，

由于乳头是由乳腺导管组成的，而乳晕更是由色素堆积而成，进行乳晕漂红时必须严格按照卫生标准来执行。

49 乳头、乳晕整形手术风险大吗？

女性乳头、乳晕过大，除了先天性因素外，常在怀孕后乳晕变大、变黑，还有的外形不够圆滑、不对称等；而乳头则表现为过长、直径过大、形态不规则。这时唯有通过手术——乳头、乳晕整形，可使变大的乳头、乳晕达到正常。这些手术都属于较小的手术，局麻就可以，手术成功率相当高！但是，要想手术安全和取得好的效果，一定要选择专业正规的医院，找经验丰富的整形医生进行乳头、乳晕的整形。

乳头、乳晕整形手术风险

·血运障碍：影响组织成活，导致局部甚至全部组织坏死。

·感染：一般为浅部感染，经换药可控制感染。

·复发：乳晕仍可能变大，乳头内陷者可能复发重新内陷。

·形态不满意：由于畸形条件所限，很可能没有达到既定目标。

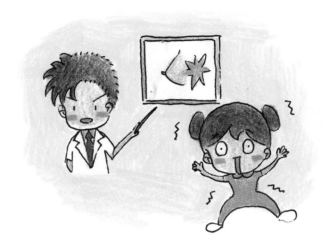

50 乳头、乳晕有哪些常见的整形手术？

乳头、乳晕常见的缺陷有乳头内陷、乳头肥大、乳头发育不良、乳头缺损、乳晕过大等。

乳头过长、过粗，失去正常比例，有的呈松垂外观，影响到美感，这些可以通过简单的乳头缩小术来改变。乳头缩小手术大致包括乳头过长的缩短术、乳头过粗的缩小术、松垂乳头的矫正术，以及乳头形态不圆滑、两侧不对称的矫正术等，都在局麻下进行。切口在乳头基底圆周上或在乳头圆柱体上，手术中去除过多的乳头组织，然后缝合。

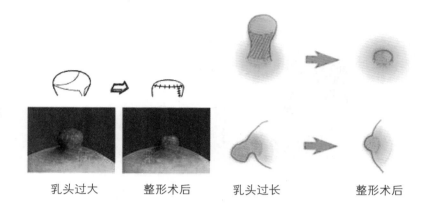

乳头过大　　　整形术后　　　　乳头过长　　　　　整形术后

　　乳晕整形主要是针对乳晕先天性较大或女性怀孕、生育后乳晕变大的一项手术。乳晕缩小整形术是在局麻下进行的，将过大的乳晕组织部分切除，使乳晕与乳房大小比例相当。乳晕缩小后，乳头仍保留原有的感觉，不会影响哺乳功能。

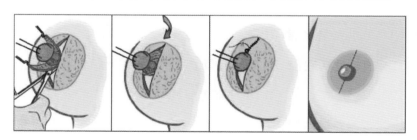

乳晕过大整形术

　　乳头、乳晕的缺失或者残损都可以进行乳头、乳晕再造术，让其外观更美。乳头可以采用自体组织的复合移植或局部皮瓣再造的方法，乳晕一般采用植皮的方法。

　　乳头内陷一般是患者出生时先天发育不足引起的。女性乳头如果不突出于乳晕的表面，甚至凹陷在皮内，局部如同火山口状，称为乳头内陷。两侧乳头内陷程度可以不一致，可仅一侧发生。乳头深陷于乳晕中，不仅外观不雅，而且凹陷乳头可积存污垢或油脂，造成奇痒、湿疹或炎症，严重内陷会使婴儿吸吮乳汁困难。这种情况一般可以进行乳头内陷矫正术。需要注意的是，严重的乳头内陷手术矫正后，非常容易复发而再次凹陷。

51 乳头、乳晕整形后还能哺乳吗？感觉会有异常吗？

很多人会担心，做了乳头、乳晕整形手术后会影响哺乳的功能。其实，一般来说，乳晕缩小手术如果不伤及乳腺导管的话，是可以哺乳的。而乳头缩小术，如果乳腺导管没有被破坏，同样在术后也可以哺乳。乳头内陷手术纠正后，由于部分乳腺导管会被破坏，很可能不适合进行哺乳了。

乳头手术可能会损伤乳头的感觉神经，因此可能会妨碍乳头的正常感觉。在术后恢复过程中，切口周围的感觉会有些迟钝。等伤口愈合、瘢痕成熟后，乳头的正常感觉也会逐步改善，甚或完全恢复。

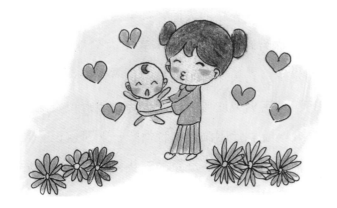

52 乳头、乳晕整形术前有哪些注意事项？

乳头、乳晕整形手术一般只需要局麻。为确保手术顺利进行，术前需要注意以下几点。

1）在术前保持身体健康，无传染性疾病或其他身体炎症。若患有高血压和（或）糖尿病的求美者，应该在初诊时翔实向医生告知病情。

2）手术前两周内勿服用包括阿司匹林在内的活血抗凝药物，因为凝血功能降低，可能增加术后出血，影响手术的效果和术后恢复。

3）避开月经期、妊娠期、哺乳期进行手术。因为月经期容易出血，加重肿胀，影响手术效果；妊娠等特殊时期手术或者服药，有可能影响胎儿或者婴儿的健康。

4）术前面诊，求美者告知医生自己的审美和想要的手术结果；医生也会根据求美者的具体情况和传统审美相结合，设计手术方案。医患之间良好的沟通是保证手术成功的重要部分。

5）术前一天仔细清洁乳头、乳晕区域，尤其对乳头内陷的患者，需要尽量翻出乳头清洗干净。

53 乳晕上有小疙瘩是怎么回事？需要治疗吗？

乳晕上有一个或多个颗粒状小疙瘩是正常现象。围绕在乳头四周的深色区域是乳晕，有些人的乳晕皮肤表面有一些像鸡皮疙瘩的小突起，它们有个长长的学名，叫蒙哥马利腺，简称蒙氏结节。它并非孕妇所特有，成年女性很多都会有，是一种皮肤特质，不属于皮肤病。蒙氏结节一般没有危害，可以不必

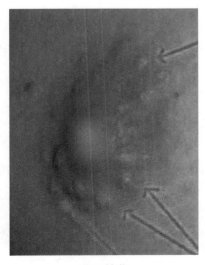

蒙氏结节

73

管它，时间久了能自行消退。不过，在孕期和哺乳期，蒙氏结节可能会明显加重。

如果担心影响美观，可以来整形美容外科或皮肤科进行激光或者通过手术等方式治疗。手术的目的是局部平整光滑，减少突起外观。

54 乳头不对称怎么办？

乳房的不对称性是非常普遍的，同样，绝大部分人的乳头也不都是完全对称的。我们身体的绝大多数部位都是不对称的，如两侧脸的大小或者眼睛都差别，甚至连两道眉毛都会在形状和面积上有所差异。所以，轻微的不对称并没有什么可担心的，很多情况只是成长过程中的正常发育不同步而已。

但是，如果乳头的大小或者位置差别很大，医生首先要检查确定是什么类型的乳头不对称。如果长时间的两个乳房大小及形状差别很大，而乳头仍然位于乳房的中央，我们可以通过调整乳房的大小（如隆乳手术或缩乳手术）进行适当的调整。如果乳头大小有明显的不对称，或者乳头的数量有不同，则需要进行乳头整形手术。

如果成年后乳头的大小、位置是对称的，但是近期开始有所变化，则需要到医院进行相关的乳房检查，以排除乳腺的一些相关肿块或肿瘤引起的乳头变化。

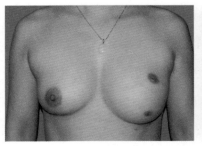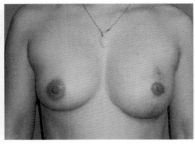

乳头数量和位置异常，采用乳头整形术矫正

55 非哺乳期乳头溢乳有什么影响吗？

女性在哺乳期有乳汁分泌是正常的生理现象，若在非哺乳期发生乳头溢液，则需要到医院进行相关的检查。非哺乳期的乳头溢液属异常现象，也叫溢乳症。它可能是一些生理疾病造成的，也可能是因药物或不良刺激所致。病理状态下乳头的乳汁分泌，又称为乳汁分泌异常综合征。其原因尚不清楚，可能与泌乳素分泌过多有关。

（1）乳房疾病，其溢液时的性状也不一致：

1）乳汁样，多为生理性，如断奶后或流产后的近期，不是癌症的表现。

2）脓性溢液，多为导管扩张症、浆细胞性乳腺炎。

3）淡黄色溢液是最常见的一种溢液，几乎见于各种乳腺疾病，以乳腺增生症为多见，也可见于导管内乳头状瘤或乳腺癌。因此，这是需要提高警惕的。

4）血性溢液，可为鲜红色、咖啡色、褐色等不同颜色。此种溢液是危险的信号，应高度警惕，其中50%~75%为导管内乳头状瘤、15%为乳腺癌。如果血性溢液发生于绝经后，则75%是乳腺癌。

5）清水性溢液，无色透明，偶有黏性，溢出后不留痕迹。这种溢液可能是乳腺癌的信号，应进一步检查。

（2）非哺乳期乳头溢液还要考虑全身的情况：

1）患有间脑疾病或脑垂体病变，如间脑及其附近组织肿瘤、泌乳素腺瘤、松果体瘤、垂体功能亢进、肢端肥大症等。

2）患有内分泌系统疾病，如原发性甲状腺功能低下、肾上腺瘤等。

3）患有胸部疾病，如慢性乳腺炎、胸部带状疱疹、胸壁损伤等。

4）药物的副作用，如氯丙嗪、吗啡、利血平、多潘立酮（吗丁啉）、甲氧氯普胺（胃复安）、丙咪嗪、甲基多巴以及避孕药等激素类药物都可引起人体的内分泌功能紊乱，刺激泌乳素分泌，从而导致乳房溢液。

5）乳房的局部刺激和全身的应激反应，如经常玩弄或吸吮乳头、严重的精神创伤、突然的生活习惯改变、隆胸手术等因素，也可导致一过性泌乳素增高而引发乳房溢液。

（3）乳头溢液的预防方法

1）保持乳房的清洁卫生。

2）吃清淡的食物，少吃辛辣等刺激性食物。

3）多运动，多按摩乳房。

女性如发现在非哺乳期乳头有液体流出，一定要尽早就医。如果是异常的乳头溢液，应当积极诊治。

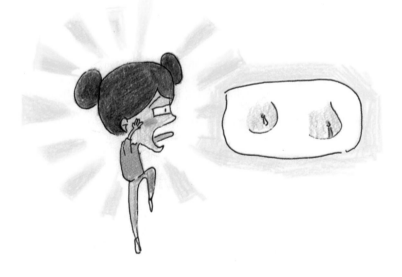

56 没有乳头或者后天外伤手术等原因导致的乳头缺失可以手术吗？

先天发育乳头缺如，或者由于后天因素引起的继发乳头缺失，均可以进行乳头再造手术。手术方式有多种，如1/2健侧乳头、乳晕复合移植再造术，小阴唇复合组织移植乳头乳晕再造术，利用乳房皮肤再造乳头术等。其中，目前应用最广泛、成功率最高的是利用乳房皮肤再造乳头术。后天性乳头缺失主要是由外伤、烧伤造成，还有肿瘤进行乳腺切除，或是乳头内陷感染或乳头提升术后因血运障碍、感染而坏死等原因。患者可以根据不同的缺失程度，实施不同的手术方法。

另外，做男变女的变性手术患者，术后无类似女性相应大小的乳头、乳晕，除再造乳房外，同时应行乳头再造术。

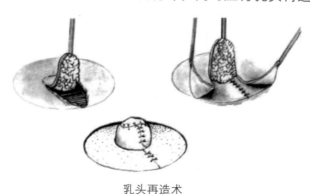

乳头再造术

57 乳晕可以再造吗？

在乳头根部周围的乳房皮肤，有色泽比较深的环形区域称作乳晕。外伤等原因造成的乳晕缺失、男性变女性术后无类似女性相应大小的乳晕，或其他原因导致无乳晕者，需要进行乳晕再造手术。

具体再造的方法有很多：①如一侧乳晕缺失，而另一侧乳晕完好且较大者，可切取其一半拉拢、缝合，重建健侧乳晕并再造缺失侧的乳晕；②利用皮瓣法重建乳头、乳晕是常规方法，此方法提供的组织量较多，血运佳，感觉恢复较好，乳头能保持一定高度，较为挺拔；③用真皮瘢痕组织或组织代用品充填等方法增加

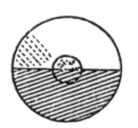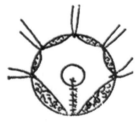

乳晕再造手术

乳头的凸度；④纹身法是将蘸有棕色染料的针刺入乳晕部的皮内，形成类似的乳晕，以与健侧乳头的颜色和乳晕颜色相匹配为原则。

另外，还可以取大腿内侧皮片移植在乳晕部，并结合阳

光紫外线照射，使皮片颜色进一步加深，效果更佳；也可以取小阴唇的皮肤移植在乳晕部位，这样色泽比较匹配，但是容易皱缩；亦可取耳后皮肤移植来再造乳晕。

第五章

乳房整形术后必须知道的问题

- 乳房手术后何时拆线？
- 乳房手术后饮食需要注意什么？
- 乳房手术后患者需要服用抗生素和止痛药吗？
- 乳房手术后可以采取哪些有效的抗瘢痕措施？
- 乳房手术后应该什么时候回医院复查？

- 隆胸手术后何时可以洗澡和开始运动？
- 隆胸手术后需要按摩吗？如何按摩？
- 隆乳手术后可行B超、钼靶、CT、MRI检查吗？
- 隆胸手术后患者需要带乳托吗？术后多久可以佩戴有钢圈的文胸？

58 乳房手术后何时拆线？

常规的外科手术都需要用缝线来缝合切口，以帮助伤口的良好愈合。及时拆线是非常必要的，若拆线时间等待过长会造成线结反应，增加瘢痕。可是，过早拆除缝线又容易造成伤口裂开。所以在合适的时间内拆除缝线是至关重要的。

就整形美容科常见的乳房手术而言，常规的拆线时间如下：

假体隆胸手术术后一般为10~12天拆线；

脂肪隆胸手术术后一般为7天拆线；

乳头、乳晕手术术后一般为14天左右拆线；

乳房缩小手术术后一般为14天左右拆线；

副乳手术术后一般为7~9天拆线。

每个人的拆线时间应视伤口愈合情况而定，在伤口没有完全愈合的情况下，可适当延后几天拆线或者间断拆线。若伴有身体其他器质性疾病，如糖尿病、长期服用抗凝药物（华法林、阿司匹林）等，患者在拆线时更应关注自身的切口情况。若是手术切口经久不愈，请务必联系自己的手术医生。

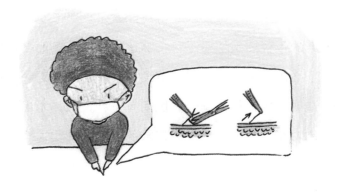

59 乳房手术后饮食需要注意什么？

手术后吃什么、怎么吃，对术后恢复是非常重要的，均衡的膳食营养摄入是机体恢复的重要保障。

宜食 富含营养、易消化吸收的食物：牛奶、鸡、鸡蛋、瘦猪肉、鱼、豆腐等。

富含维生素的食物：胡萝卜、菠菜、白菜、苹果、橙子、猕猴桃等。

富含膳食纤维的食物：玉米、芹菜、藕、香蕉等。

忌食 火锅、烧烤、油炸食品、辣椒、生姜、大蒜、洋葱、花椒等辛辣食物。少吃容易产生过敏的食物，如海鲜类、菌菇类等。禁止吸烟和饮酒。

　　就整形美容科常见的乳房手术而言，在手术过程中一般都有出血或组织液渗出，因此很可能会出现贫血及低蛋白血症。爱美的年轻姑娘切忌不可一味追求体型苗条而在术后进行一些不当的节食行为，过度节食易引起营养缺乏和抵抗力下降，造成手术恢复期延长。民间有一种说法，术后吃酱油会增加伤口留疤的风险和色素沉着的可能。其实这是一种误解，目前还没有明确的医学证据表明酱油与瘢痕和色素沉着存在必然的联系。

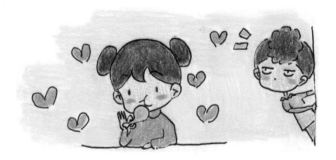

60 乳房手术后患者需要服用抗生素和止痛药吗？

　　乳房手术后胸部通常会有疼痛及瘀肿，因每个人的身体

体质不同，疼痛的感觉
和肿胀的程度也会有所
不同，可遵医嘱适当用
一些止痛或消肿的药
物。小型乳房手术一般
不用抗生素。如行假体

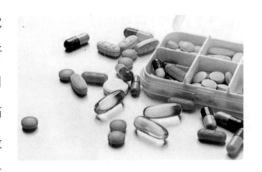

隆胸术，因其属于有置入物的手术，一旦发生感染将直接影
响术后效果，可适当应用抗生素。但是，一定要在医生的指
导下合理用药，不可擅自滥用药物。

61 乳房手术后可以采取哪些有效的抗瘢痕措施？

术后瘢痕是令每一个外科手术术后患者为之头痛与烦恼
的重要问题，整形美容科也不例外。以乳房手术后的患者来说，
一般可采用以下抗瘢痕措施。

（1）物理治疗：可使用绷带或定制的弹力套对瘢痕施加
一定的压力，可有效地限制增生性瘢痕的发展，充分软化瘢痕，
为后期可能需要的手术治疗创造有利条件。一般，加压法应
坚持6个月至1年。

（2）外用药物治疗：祛瘢药的使用可以有效抑制切口瘢痕的增生，有助于软化瘢痕，促进切口快速平复。祛瘢药的主要成分为医用硅酮，常见类型有凝胶和贴片。一般在拆线后3天开始使用，每天最少两次，持续使用3个月至半年。在使用祛瘢痕药物时，应避免使用化妆品，还要注意避免强烈日光照射。祛瘢药应通过正规途径购买，以确保药物的疗效。

（3）注射药物治疗：若外用药物治疗和物理治疗效果不佳时，可采取注射药物治疗（曲安奈德、得宝松），不过此方式适合面积不大的瘢痕治疗。

（4）手术切除治疗：有3种较为有效的方法，即瘢痕切除缝合、瘢痕松解局部改形术、瘢痕切除游离植皮术。不过，手术治疗还需联合外用药物治疗，以减少复发率。

（5）放射治疗：浅层X线和β线可使瘢痕组织中的成纤维细胞数大幅度减少，胶原纤维和基质的合成减少，胶原纤维的分解增多，从而使瘢痕部位变平、变软。不过，这种治疗比较适用于浅表的增生性瘢痕。

（6）等离子激光类治疗：其原理就是重构皮肤表面，使自体肌肤的胶原蛋白再生，实现肌肤紧致和提升，从而起到改善瘢痕的作用。但是，只适用于不宜手术治疗的瘢痕。

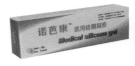
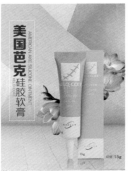
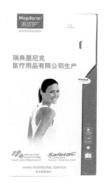

62 乳房手术后应该什么时候回医院复查？

　　出院时医生会提醒患者拆线的时间及复查时间，患者常常只记得拆线时间，而忘记复查时间。那么，复查到底有多重要？

　　乳房手术不单单为了美，一些手术更是为了改善患者的日常生活及心理状态。在做乳房手术后回医院复查，不单单关注患者变美了，更关注手术有没有从根本上改善患者的日常生活及心理状态。及时的复查可以让医生了解患者的近期状态，并给予专业的建议和指导，从而可以让患者更加了解自身情况，有利于术后的恢复。

　　在这里，我们为广大的乳房术后患者提供了一张复查时间表。

术后1个月：　切口恢复情况，乳房形态、感觉、软硬度、假体有无移动等。

术后3个月：　切口瘢痕情况（有无瘢痕增生），以及乳房形态（自然度）、按摩手法是否到位。

术后6个月：　切口瘢痕情况，以及乳房形态、手感、按摩手法。

术后1年：　　乳房形态、自身感觉。

❻❸ 隆胸手术后何时可以洗澡和开始运动？

　　隆胸手术方法、需要恢复的时间、术后护理方法等各种相关因素，都可能影响个体恢复。因此，术后的生活、娱乐和开始运动的具体时间都不尽相同。

　　在未拆线之前可适当擦身，但切记避免污水沾染伤口。在拆线后一到两天，可洗热水澡、泡热水浴。

　　进行运动的方式存在个体喜好差异，因此可以开始运动的时间也是不一样的，具体应视各人恢复情况而定。

　　假体隆胸：假体隆胸术后1周内，不建议做剧烈的扩胸、提重物、上臂抬举动作。因术后假体位置固定需要的时间较长，所以最好是能够在1个月之后再进行运动。如果需要剧烈运动的话，最好能够在3个月之后。少数患者如果恢复较慢的话，可适当延后开始运动的时间。

　　自体脂肪注射隆胸：自体脂肪隆胸术后一般需要7天拆线，建议患者拆线后佩戴定型文胸，术后1个月内禁止按摩和剧烈运动。

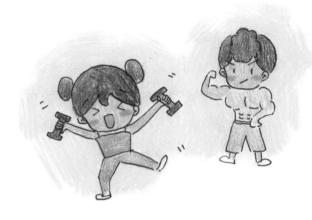

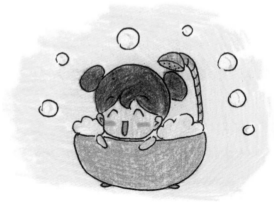

隆胸手术后需要按摩吗？如何按摩？

不少女性在做完隆胸手术以后，医生都要求患者对胸部进行适当的按摩。那究竟应该怎样按摩呢？何时按摩呢？

通常是在拆线后越早开始按摩越好，按摩的力量由轻到重逐渐增加。术后早期做局部按摩时可能有些疼痛，但不要因为疼痛而放弃按摩。胸部按摩不是单纯的推动乳房，而是往身体方向挤压乳房，双手同时握住同侧乳房一起带动假体，由外向内向下进行推动和挤压；或者双手轮流握住对侧乳房一起带动假体，由外向内向下进行推动和挤压。为避免术后周围包膜挛缩、假体变硬，随着时间的推移，可逐渐加大按摩力度和按摩时间。术后1个月后，可做扩胸、臂上举运动，有意识地多做深呼吸等胸部活动。手术后6个月内，乳房的按摩可使生成的纤维囊被牵拉松弛，有助于保持乳房的柔软特性。若按摩时疼痛难忍，可寻求专业医生的指导。

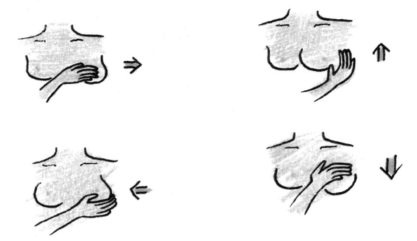

胸部按摩方法，每天坚持2~3次，每次持续20~30分钟

65 隆乳手术后可行B超、钼靶、CT、MRI检查吗？

隆乳术后不影响常规的体检或胸部检查，但在检查前需和医生做好沟通，告知检查医生曾做过假体置入或者自体脂肪隆胸手术，帮助医生更好地进行诊断。大家通常关心的胸部B超、CT和MRI等检查，对胸部是否有假体置入没有具体要求，都可正常进行。但是，胸部钼靶检查时需对乳房有一定的挤压，隆乳术后患者早期做钼靶检查，易引起假体位置的偏移。因此应尽量避免，可待术后半年至1年后再行该项检查。

91

66 隆胸手术后患者需要带乳托吗？术后多久可以佩戴有钢圈的文胸？

假体隆胸手术需要将假体放入人体内，一般采用3种手术切口，分别为腋下切口、乳晕切口、乳房下皱襞切口，无论哪种切口都会使胸部产生一定的腔隙。为避免假体位置的偏移，假体隆胸术后医生会用绷带或者乳托对假体进行固定。术后首月应遵医生的医嘱外穿乳托衣（压胸带）对胸部进行固定塑形，之后可穿戴无钢圈的内衣或运动型内衣，帮助胸部塑形，建议至少固定3个月。假体隆胸半年内，尽量不要穿戴有钢圈的文胸，因为在刚做好隆胸这段时间内，女性胸部会很紧实，而且比较挺拔，所以基本上没有必要戴文胸。若觉得不佩戴文胸会让乳头外观明显，可使用硅胶乳贴以保护隐私。

脂肪隆胸手术是将自体脂肪注射入乳房的各个层次内，术后伤口都会覆盖敷料，有些患者需要用绷带固定乳房位置，为避免自体脂肪的移位可以穿戴松紧适宜的运动型文胸。但是在早期，应避免挤压胸部，不能穿戴紧身胸衣，以免压迫胸部造成脂肪过度吸收，影响手术效果。

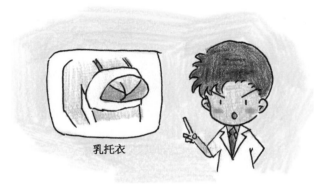

乳托衣

图书在版编目(CIP)数据

胸部整形必须知道的66个问题/刘天一主编.—上海:复旦大学出版社,
2017.12(2019.7重印)
(整形美容科普系列丛书)
ISBN 978-7-309-13332-5

Ⅰ.胸… Ⅱ.刘… Ⅲ.胸部外科手术-整形外科学-普及读物 Ⅳ.R655-49

中国版本图书馆 CIP 数据核字(2017)第 262546 号

胸部整形必须知道的 66 个问题
刘天一　主编
责任编辑/宫建平

复旦大学出版社有限公司出版发行
上海市国权路 579 号　邮编:200433
网址:fupnet@ fudanpress.com　http://www.fudanpress.com
门市零售:86-21-65642857　　团体订购:86-21-65118853
外埠邮购:86-21-65109143　　出版部电话:86-21-65642845
崇明裕安印刷厂

开本 890×1240　1/32　印张 3.625　字数 58 千
2019 年 7 月第 1 版第 2 次印刷

ISBN 978-7-309-13332-5/R·1651
定价:28.00 元